NANKE JIZHENG
JIUZHI SUCHA SHOUCE

男科 急症救治速查手册

U0267055

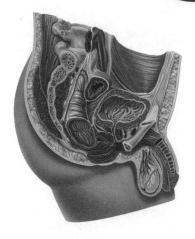

主　编　邢金春

主　审　叶章群

副主编　章慧平　庄　炫　周辉良

编写秘书　王　涛　杨宇峰

长江出版传媒

湖北科学技术出版社

图书在版编目(CIP)数据

男科急症救治速查手册/邢金春主编.－武汉:湖北科学技术出版社,2020.12

ISBN 978-7-5706-0945-1

Ⅰ.①男… Ⅱ.①邢… Ⅲ.①男性生殖器疾病－急性病－诊疗－手册 Ⅳ.①R697.059.7－62

中国版本图书馆 CIP 数据核字(2020)第 233647 号

责任编辑:李　青　　　　　　　　　　封面设计:胡　博

出版发行:湖北科学技术出版社　　　　电话:027－87679485
地　　址:武汉市雄楚大街 268 号　　　邮编:430070
　　　　(湖北出版文化城 B 座 13－14 层)
网　　址:http://www.hbstp.com.cn

印　　刷:武汉市卓源印务有限公司　　邮编:430071

880×1230　　　1/32　　　2 插页　　　5.25 印张　　　108 千字
2020 年 12 月第 1 版　　　　　　　2020 年 12 月第 1 次印刷
定价:32.00 元

《男科急症救治速查手册》

编 委 会

主　　编　邢金春

主　　审　叶章群

副 主 编　章慧平　庄　炫　周辉良

编写秘书　王　涛　杨宇峰

编者名单（按姓氏拼音排序）

　　　　白培明　厦门大学附属中山医院

　　　　陈　斌　厦门大学附属第一医院

　　　　陈惠新　福建中医药大学附属漳州中医院

　　　　陈晓松　首都医科大学宣武医院

　　　　陈跃东　厦门大学附属第一医院

　　　　崔　帆　山西医科大学第一医院

　　　　董　锐　武汉科技大学附属汉阳医院

　　　　段永刚　香港大学深圳医院

　　　　龚知城　厦门大学附属翔安医院

　　　　胡志全　华中科技大学同济医学院附属同济医院

　　　　黄　翔　山西省妇幼保健院

　　　　黄玉山　福建省泉州市安溪县中医院

　　　　纪智勇　南京医科大学生殖医学国家重点实验室

　　　　颉红杰　山西医科大学第一医院

　　　　李　铮　上海交通大学附属第一人民医院

　　　　刘　春　山西医科大学第一医院

刘子明　厦门大学附属中山医院

刘正升　厦门大学附属第一医院

卢少明　山东大学附属生殖医院

马胜利　广州市第一人民医院

沙艳伟　厦门大学附属妇女儿童医院

邵　晨　厦门大学附属翔安医院

双卫兵　山西医科大学第一医院

孙　发　贵州省人民医院

唐松喜　福建医科大学附属第一医院

王　涛　厦门大学附属第一医院

王先龙　山东大学附属生殖医院

肖跃海　贵州医科大学附属医院

邢金春　厦门大学附属第一医院

邢添瑛　首都医科大学宣武医院

熊　飞　宜昌市中心人民医院

徐　华　华中科技大学同济医学院附属同济医院

杨宇峰　厦门大学附属第一医院

叶章群　华中科技大学同济医学院附属同济医院

易发现　内蒙古医科大学附属医院

张　炎　中山大学附属第三医院

章慧平　华中科技大学同济医学院生殖健康研究所/生殖
医学中心

周辉良　福建医科大学附属第一医院

庄　炫　厦门大学附属第一医院

左连东　广州市妇女儿童医疗中心

主编简介

邢金春，医学博士，主任医师，教授，厦门大学附属第一医院泌尿外科主任，厦门市泌尿系统疾病诊治中心主任，厦门市泌尿系肿瘤和结石重点实验室主任。

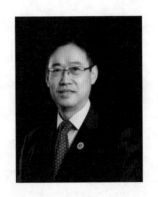

现任中华医学会泌尿外科学分会委员兼女性泌尿外科副组长、海峡两岸医药卫生交流协会常务理事兼泌尿外科专业委员会候任主任委员、中国抗癌协会泌尿男生殖系肿瘤专业委员会副主任委员兼前列腺癌学组副组长、中国医师协会男科医师分会常务委员、中国尿石联盟副主席、中国临床肿瘤学会（CSCO）前列腺癌专家委员会常务委员，厦门市拔尖人才暨首批医学学术与技术带头人。

任《中华泌尿外科杂志》《现代泌尿外科杂志》《临床泌尿外科杂志》《国际泌尿系统杂志》《现代泌尿生殖肿瘤杂志》《微创泌尿外科杂志》《JCO中文版——泌尿男生殖系统肿瘤专刊》等多家杂志编委。

获省部级科技进步二等奖2项、三等奖4项、市科技进步一等奖2项。以第一负责人获得国家自然科学基金在内的国家级、省部级、市级重点项目以及高校合作项目 30 项，并指导国家自然科学基金青年项目、省部级和市级重点项目 31 项。获国家实用新型专利 22 项。曾获中华医学会泌尿外科学分会（CUA）2012 年度"钻石奖"、2016 年度"女娲奖"和中国抗癌协会泌尿男生殖系肿瘤专委会（CACA-GU）2020 年度"中国泌尿肿瘤特别贡献奖"。

以第一作者或通讯作者在国内外核心期刊发表近两百篇论文，其中 SCI 论文 50 余篇。主编专著 2 部，副主编专著 6 部，参编、译专著 9 部，主编、参编指南 7 部和共识 10 部。

主审简介

叶章群，医学博士、教授、主任医师、博士生导师。1990年博士研究生毕业于同济医科大学。现任湖北省泌尿外科研究所所长，华中科技大学同济医学院附属同济医院泌尿外科研究所所长，中华医学会泌尿外科学分会前任主任委员，中华医学会泌尿外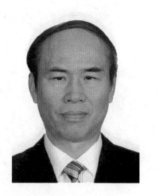

科学分会泌尿系结石学组组长，湖北省医学会泌尿外科学分会主任委员，国际尿石联盟（IAU）主席，中意马可波罗泌尿外科学会（MPAU）中方主席，中国泌尿系结石防治总基地主任，湖北省医学领军人才，国务院政府特殊津贴享受者。《现代泌尿生殖肿瘤杂志》主编、《中华泌尿外科杂志》副总编、《临床泌尿外科杂志》副主编、《中华腔镜泌尿外科杂志（电子版）》副总编、《临床外科杂志》副总编、住院医师规范化培训教材《外科学：泌尿外科》主编。

获得国家科技进步二等奖、卫生部科技进步三等奖等多项奖项。获得国家自然科学基金5项，主编专著10部。2006年荣获"吴阶平泌尿外科医学奖"、2008年荣获"全球华人泌尿外科突出贡献奖"。致力于泌尿外科临床、科研及教学工作 30 余年，主要研究方向为泌尿系结石及泌尿系肿瘤，创立了多项领先的泌尿外科手术操作技术，并对原有手术方法进行革新，特别擅长复杂性泌尿系结石、局部中晚期肾癌、膀胱癌、前列腺癌、肾上腺恶性肿瘤的外科手术治疗，如巨大肾上腺肿瘤切除术、肾癌根治伴腔静脉癌栓取出术等。先后开展了各种尿流改道，如可控回结肠膀胱术、倒置阑尾的可控回结肠膀胱术、回肠原位新膀胱术等，均取得了满意的效果。

序

　　男科急症发病率逐年增加，但目前还没有一本完整介绍男科急症的图书，男科及泌尿外科专业医生，特别是医学院学生、基层医院全科医生、大型医院门急诊医生和低年资泌尿外科、男科医生，急需一本系统、全面介绍男科急症诊疗的口袋书，方便指导临床处理相应急症。

　　在男科学专一、细化发展的背景下，为规范男科急症诊疗，培养男科学专家队伍，厦门大学第一医院邢金春教授，组织本领域内30多名专家编写了《男科急症救治速查手册》一书。

　　本书分为三篇，第一篇男科急症总论，系统阐述男科急症学的特点，患者信息收集与评估，急诊分诊与转诊评分系统，多器官损伤时急诊处理原则。第二篇男科急症门诊处理，包括紧急处理和转诊的首选医院、首选科室。第三篇男科急症入院处理，内容涵盖围手术期处理、手术处理、术后处理等。

　　本书从全科医生、门急诊医生和泌尿外科、男科医生临床日常工作的实际应用出发，重点阐述了男科常见急症的诊断和治疗要点，将急症诊疗知识以简便易懂的图表形式表示，将复杂的治疗过程条理化、简洁化，清晰明了，图书尺寸合适，方便携带与随时查阅，有助于基层医院全科医生、大型医院门急诊医生和低年资男科、泌尿外科医生在急诊急救工作中及时快速获取所需知识，实用性极强。

我从事泌尿外科、男科学工作几十年，我深深认识到《男科急症救治速查手册》一书对于泌尿男科及全科医师规范男科急症救治的临床应用价值。我对本书的出版感到由衷的高兴。

最后，我诚挚地向大家推荐此部《男科急症救治速查手册》。

叶章群

2020 年 11 月

前　言

　　男科学是一门基础与临床相结合的新兴学科，是多学科互相渗透的医学和生殖生物学的分支，也是现代医学和生命科学研究的热点。多年来，我国临床男科学工作主要由泌尿外科医师完成。近20年来男科学发展迅速，专业队伍日益壮大，除泌尿外科医师外，许多其他专业人员也开始从事男科学相关临床工作，随着男性生殖系统疾病的诊疗手段日新月异，男子生育调节、中老年男子健康和生活质量，已成为全人类共同关注的重要课题。

　　改革开放40多年来，我国社会经济突飞猛进地发展，社会的进步决定了男性健康内涵的扩大和对自身健康要求的不断提高，男性健康的整体水平越来越引人关注。而与之相反的是，影响男性健康的各种社会因素、环境因素、生活因素等越来越多，这导致了许多男科急症。这些急症若不及时处理或处理不当，将对男性生殖系统组织器官造成不可逆损害，严重影响日后的工作及生活。为了规范处理男科急症，我们组织了国内众多在男科学领域卓有成就的知名专家以及中青年学者共同撰写了本书。

　　《男科急症救治速查手册》是一本主要针对男科急症临

床实践的实用性参考书，内容涵盖了临床上常见、少见和罕见的男科急症的诊断与治疗。希望本书能对我国泌尿外科与男科学工作者和基层医疗机构医务人员有所裨益。

衷心感谢中华医学会泌尿外科学分会前任主任委员叶章群教授及其团队对本书编写的指导。由于本书作者众多，写作风格与水平各异，可能存在错误与疏漏之处，恳请读者不吝赐教，以便再版时更正。

邢金春

2020 年 11 月

目　录

第三篇　男科急症入院处理

第一篇

男科急症总论

❖杨宇峰

第一章

男科急症概述

◈杨宇峰　邢金春

男性生殖系统器官包含三个部分：男性外生殖器官，包括阴茎、阴囊；男性内生殖器官，包括睾丸、输精管道（附睾、输精管、射精管及尿道）；男性附属性腺，包括前列腺、精囊、尿道球腺和尿道旁腺。这些男性生殖系统器官均可突发急症，引起急症的相关因素有炎症感染、外伤、结石梗阻、肿瘤等。

随着我国社会经济突飞猛进地发展，男性健康的内涵逐步扩大，男性对自身健康要求不断提高，男性健康的整体水平越来越引人关注。而与之相反的是，影响男性健康的各种社会因素、环境因素、生活因素等越来越多，这导致了许多男科突发急症。

与其他外科领域疾病的严重程度相比，男科急症症状相对较轻，很少危及生命。由于这个原因，我们可能容易忽视急症患者。这些急症若处理不及时或处理不当，有可能对男性生殖系统器官造成严重损害，严重影响患者日后的工作及生活。

因此，在面对男科急症患者时，牢记指导原则很重要。

第二章

男科急症首诊处理原则

◈杨宇峰　邢金春

（1）严格遵循首诊负责制，遵守急诊常规医疗程序，即问病史、查体征、诊断治疗及记录。应防止以下错误处理方式：不问病史，不做检查，不记录，不认真地开出各种化验申请单等。抢救急危重症患者时，应以抢救患者生命为前提，坚持先抢救后常规治疗的原则。

（2）对男科急症首先需做到准确诊断，重视鉴别诊断。准确诊断减少误诊，是患者得到最佳治疗的前提。处理急症患者时需及时，延误会错过最佳治疗时机，大大影响治疗的效果。治疗急症时需明确手术指征，该手术时尽早介入，绝不拖延，尽量保护患者的器官功能，保护患者的性功能及生育能力。无手术指征时不能盲目手术，避免加重患者创伤。

（3）所有医护人员应遵守基本医德医风，对急症患者高度负责，不得以任何理由推诿、延误患者的治疗，应做到责任落实到个人。

（4）如急症患者有传染病，需按照《中国人民共和国传染病防治法》，对需急诊诊治的传染病疫情应及时登记、留取检验标本，并及时报告；如遇甲类传染病或其他特殊的传染病，应及时做好隔离和防护措施，请感染科会诊，并及时向上级报告。

（5）首诊医师应及时完成急诊病史、急救记录、会诊记录及其他记录，如因抢救来不及记录时，按规定应在抢救结束后 6 小时内据实补记，并注明抢救时间、抢救过程等情况，对抢救的全过程情况必须认真、准确、及时记录。

（6）如因检查、入院等原因需要搬移患者时，必须充分考虑患者的病情和生命体征的稳定性，以及患者家属或单位在了解病情后的理解程度，必要时应对此作书面记录并请家属签字同意，在搬运危重患者的途中，应由急诊医师协调护送。

（7）如需要进行各种创伤性检查、实行特殊的治疗方案或应用可能出现不良反应的药物等，原则上必须向家属说明适应证以及可能发生的并发症，征得家属的同意并请家属在病程记录上签字认可；检查时采取适当的隔离措施，以确保检查工作顺利进行。

（8）遇重大特发事件或其他特殊问题，以及涉及纠纷或抢救有纠纷隐患的患者时，在积极救治的同时，首诊医师、护士应及时向上级医师、科主任、护士长、医务科（白天）或总值班（夜间）汇报，必要时以书面的形式向医务科汇报、备案，并向主管院长请示、汇报。如临床需要，总值班以及相关人员应及时到现场进行协调处理。

（9）对留观患者，原则上需 24 小时内决定去向（住院或离院）。对留观患者需密切关注，做到对病情及时观察、治疗，并负责落实留观患者的去向，不得以任何原因耽误留观患者的诊治。

（10）重视交接班制度。凡患者在各部门间流动，相关部门医护人员应做好交接班工作，并应有书面记录；如患者转至其他科室，也应做好交班工作。

第二篇

男科急症门诊处理

◈章慧平

第一章

龟头疾病：急性龟头（包皮）炎

◈沙艳伟

一、疾病概况

龟头炎是阴茎头部炎症，较为常见，在男性一生中发生率为3％～11％。包皮炎是包皮炎症，绝大部分发生于未切包皮的男性。龟头包皮炎是包皮与龟头的弥漫性炎症，发生于约6％未行包皮环切的男性。4岁以下的男孩和未切包皮的男性是本病高发人群，如果有包茎、包皮无法回缩阴茎上，则更容易发生龟头炎。然而，龟头炎和包皮炎常常同时发生，这两个术语通常可以互换使用。

龟头包皮炎可以由感染性或非感染性因素所引起，临床上以感染性者较常见，常常由包皮下的真菌或细菌感染所致。急性浅表性龟头包皮炎是龟头包皮炎中较为常见的一种，多为细菌感染所致，有时与损伤和局部刺激有关。治疗不及时可能会出现局部水肿，炎症和水肿的结合会导致包皮与龟头粘连。在糖尿病和免疫缺陷患者中，龟头炎的临床表现更为严重。当伴炎症性包皮口过紧包皮嵌顿，有导致龟头缺血坏死可能，需急诊处理治疗。

二、病因和发病机制

男性生殖器的疾病包括炎性病变、传染性疾病、癌前病变和恶性肿瘤。包皮垢是一种白色皮脂腺分泌物，由男性生殖器皮脂腺产生的上皮细胞（死皮）和皮脂（油性分泌物）组成。在没有摩擦和刺激的情况下，包皮垢有助于包皮的润滑运动，当卫生条件差，包皮过紧，积聚的包皮垢成为细菌和真菌过度生长的巢穴，会导致刺激和炎症。感染主要由真菌导致。真菌感染是最常见可明确的传染病病原，尤其是白色念珠菌。这种病原微生物通常存在于龟头的皮肤上，在适当的条件下（正常存在的酵母和基础 pH 值之间不平衡），细菌或酵母会过度生长。龟头包皮炎在组织病理学上，可见淋巴细胞、浆细胞和巨噬细胞等非特异性炎症变化，或常规检查通常无法识别的病原体，或与炎症有关的上皮改变，如鳞状上皮增生和溃疡，或存在真菌菌丝。然而也存在或伴随其他潜在病因，具体病因见表 2-1-1。

表 2-1-1　急性龟头包皮炎的常见病因

病因分类	具体病因
传染病原学	念珠菌种类（最常见于糖尿病）； B 组和 A 组 β-溶血性链球菌； 淋病奈瑟菌； 衣原体种类； 厌氧感染； 人乳头瘤病毒； 阴道加德纳菌； 梅毒螺旋体（梅毒）； 滴虫种类； 文氏疏螺旋体和伯格多菲疏螺旋体

续表

病因分类	具体病因
非感染性病因	个人卫生不良（最常见）； 化学刺激物（如杀精剂、洗涤剂、香皂和沐浴露、织物调节剂）； 水肿性疾病，包括充血性心力衰竭（右侧）、肝硬化和肾病； 药物过敏（如四环素、磺胺）； 病态肥胖及外伤； 过敏反应（避孕套乳胶、避孕果冻）； 固定性药疹（磺胺、四环素）； 反应性关节炎（环状龟头炎）、血浆细胞浸润（浆细胞性龟头炎）； 激活胰腺移植外分泌酶的自融； 肿瘤状态

三、症状和体征

1. 局部症状 龟头上紧致闪亮的皮肤，龟头周围发红，伴丘疹或红斑、疼痛、瘙痒，甚至溃疡、糜烂；或包皮下有厚厚的乳白色分泌物（包皮垢），伴难闻的气味，包茎或包皮口过紧；尿痛，伴尿道口的炎症和分泌物增多；偶伴阴茎疼痛和红肿，阴茎附近腺体肿胀和压痛。

2. 全身症状 皮肤病（如湿疹、银屑病）或全身性疾病（如反应性关节炎），全身皮疹、口腔溃疡、腹股沟淋巴结病和关节炎，严重者伴全身发热等炎症性表现。

四、诊断和治疗要点

（一）诊断要点

（1）龟头炎的诊断是一种视觉诊断，病变的临床表现和外观可指导诊断，根据病史和体征可作进一步评估。

（2）体检显示龟头发炎和红斑，包皮红或水肿，证实诊断龟头包皮炎。对于未行包皮环切术的男性，应评估包皮的活动性，以排除包茎和嵌顿的并发症。

（3）有化脓性渗出液则行细菌培养，有水泡或溃疡性病变则行单纯疱疹病毒检测，有溃疡则行梅毒检测、疥疮检测、滴虫检测，有尿道炎行生殖支原体、衣原体检测。如果患者无基础性反应性关节炎疾病，建议进行性病筛查和人类白细胞抗原（HLA）－B27检测。

（4）临床检查发现白色、凝乳样渗出物，怀疑念珠菌感染，可在显微镜下行氢氧化钾制剂鉴定芽殖酵母或假菌丝。

（二）鉴别诊断

（1）扁平苔藓，通过皮肤病理学判断，扁平苔藓患者手臂或腿部有小的、发痒的、粉红色或紫色斑点。

（2）银屑病，一种干燥、鳞状皮肤疾病。

（3）湿疹，一种慢性或长期的炎症性皮肤疾病，直接接触刺激物或过敏原引起，可导致皮肤发痒、发红、破裂和干燥。

（4）在极少数情况下，龟头炎应与皮肤癌鉴别。

（5）假上皮性角化性和云母状龟头炎，阴茎头部有鳞状疣状皮损的一种疾病。

（三）治疗要点

1. 门急诊处理

（1）诊断和治疗的最初目的应该是排除性传播感染，尽量减少泌尿和性功能问题，并降低阴茎癌的风险。嘱暂停性生活，避免交叉感染。当龟头包皮炎与梅毒等性病病原体相关，其诊断与治疗可参照各自指南进行，伴随全身性疾病患者由专科医生会诊。

（2）龟头包皮炎的治疗遵循一般抗菌消炎，内外兼治，对症处理的原则。

对于大多数龟头炎患者，选择局部抗真菌药物治疗，一般为 1～3 周，咪唑类药物如 1‰ 克霉唑或 1‰ 咪康唑，每日 2 次，外涂，为一线治疗选择。制霉菌素乳膏是对咪唑类药物过敏的患者的替代品。

在严重炎症情况下，口服氟康唑 150 mg 或外用咪唑类和小剂量类固醇（如 0.5‰ 氢化可的松，每日 2 次）的联合使用，可辅助炎症消退。对于加德纳菌、毛滴虫等厌氧菌感染治疗，可选择甲硝唑 400～500 mg，每日 2 次，口服，连用 1 周。对于链球菌属、金黄色葡萄球菌等需氧菌感染者推荐治疗方案为倍他米松乳膏，外用，每日 1 次；红霉素 500 mg，每日 1 次，连用 1 周或克拉维酸 375 mg，每日 3 次，连用 1 周。如担心合并蜂窝组织炎，根据药敏实验选择使用第一代头孢菌素等全身治疗。

（3）对于非感染性病因如浆细胞性龟头炎、环状龟头炎等，推荐包皮环切术和外用糖皮质激素药物治疗，也可备选钙调神经磷酸酶抑制剂治疗。对于难治性患者，可外用水杨酸盐治疗。

刺激性或过敏性龟头炎及固定性药疹，治疗上应避免使用肥皂等刺激物及再次接触过敏药物，外用 1‰ 的氢化可的松软膏直至症状消失，重者可考虑全身性应用糖皮质激素治疗。

病因未明的非特异性龟头炎，外用口服治疗效果不佳，外用糖皮质激素和抗真菌治疗也无效，包皮环切术是有效的治疗方法。

（4）对于反复发作和顽固发作患者，尤其是免疫功能低下的患者和糖尿病患者，待急性炎症控制住行包皮环切术。

（5）龟头包皮炎伴包皮嵌顿患者，应立即处理，在局部麻醉如阴茎阻滞麻醉、镇痛药下行手法复位，可通过紧握、挤压水肿组织来消除嵌顿包皮水肿，水肿减轻或消除后行手法复位。

2. 急症入院处理

（1）包皮嵌顿手法复位失败者需要紧急行局部麻醉下包皮背侧切开术或者包皮环切术，若包皮有炎症感染者则暂不缝合，无明显感染者行纵切横向缝合，抗生素预防感染。

（2）对于合并全身性疾病的急性龟头包皮炎，应住院积极处理基础性疾病，对症处理龟头包皮炎。

第二章

包 皮 疾 病

◈左连东

第一节　包皮系带撕裂伤

一、疾病概况

包皮系带是位于阴茎头腹侧中线部位连接龟头与阴茎体的皮肤皱褶。包皮系带具有一定的伸缩性，当阴茎勃起时可明显伸长，而当阴茎软缩时又会相应缩短。包皮系带撕裂多见于包皮过长的患者，其中包皮系带与尿道口距离过近、包皮系带厚度小的患者尤甚。常见病因是阴茎持续强有力的勃起引发包皮系带紧张，然后性交过程中用力过猛而撕裂。

二、症状和体征

包皮系带撕裂伤患者均有撕裂出血、局部疼痛的症状。包皮系带撕裂常见部位为龟头前端处，可分为部分撕裂及完全撕裂。部分患者因为羞耻而不就医，可导致包皮系带愈合不佳，反复撕裂，疼痛出血，甚至会发生瘢痕挛缩，导致系带过短，从而发生阴茎弯曲，影响性生活质量。反复的撕裂出血也会有导致感染的风险。

三、治疗要点

包皮撕裂伤是否需要手术缝合要视撕裂情况而定，通常轻微的撕裂只需要消毒包裹，恢复过程中避免牵扯包皮系带。而严重的包皮系带撕裂以及完全撕裂则需要手术缝合。手术方法有利于修复后包皮系带的稳定及避免反复撕裂影响日后性生活。

（一）常用手术方法

1. 原位修补术　用小针及 5-0 可吸收线行伤口对位缝合。撕裂口在靠龟头处时，应在断裂正中剪开 0.5～1.0 mm 岔口，增加吻合面。手术缝合后应牵拉龟头，使阴茎完全伸直，检查系带应无张力。

2. 系带成形术　对于系带过短或撕裂过重者应行系带成形术。系带成形术常用横切纵缝，横切口多在靠冠状沟处，对于伤口在系带两端者可选择"Z"字形切开成形术。系带撕裂严重而无法做修补、整形术的患者，可剪除系带残片，仅作局部清创缝合。合并包茎、包皮过长者同时行包皮环切。

（二）术后注意事项

术后服药：己烯雌酚 2 mg，每日 1 次，以防阴茎生理性勃起，局部用 1‰高锰酸钾液定时浸泡。

第二节　包皮嵌顿

一、疾病概述

包皮嵌顿指在进行性活动或其他行为时，包皮上翻后卡于阴茎冠状沟处，不能自行下翻复位。若处理不及时，可发生严重的包皮水肿，甚至导致局部组织坏死。

二、病因和发病机制

一般单纯的包皮过长情况下发生性行为或包皮上翻，是不会导致包皮嵌顿的。

婴幼儿包皮嵌顿通常是因为看护人在协助清洁阴茎时，不小心或强行上翻生理性包茎包皮而发生包皮嵌顿。

成人包皮嵌顿往往由于病理性的包茎、包皮环发生绝对或相对的狭窄，在性行为或长时间包皮上翻的情况下造成包皮环水肿，发生嵌顿，主要有以下几种情况。

1. 真性包茎 真性包茎的患者在发生性行为或其他情况时，因包皮口相对勃起的阴茎绝对狭窄，但强行上翻包皮至冠状沟后，由于过度兴奋或疼痛的刺激，未能及时下翻，导致包皮环进一步水肿，发生包皮嵌顿，见图 2-2-1。

图 2-2-1 真性包茎

2. 包皮口瘢痕增厚 一些包茎患者在长期迁延的性行为过程中，由于反复发生的包皮口皲裂、破损、炎症刺激，包皮口形成瘢痕增厚，弹性下降到一定程度，发生包皮上翻至冠状沟后无及时复位，导致包皮环进一步水肿，发生包皮嵌顿。

3. 阴茎异常勃起 由于勃起异常时间过长，或过长时间的性行为导致狭窄的包皮环水肿加重而未及时复位，发生包皮嵌顿。

当狭窄的包皮环无法下翻复位时，由于包皮环卡在冠状沟以上，阻塞包皮远端以及阴茎头的静脉和淋巴回流，使阴茎头及远端筋膜水肿，导致嵌顿发生。嵌顿时间越长，水肿情况越严重，复位越困难。包皮嵌顿时间过长甚至会导致阴茎头坏死。

三、症状和体征

1. 包皮水肿、疼痛　包皮水肿见图 2-2-2。

2. 冠状沟处可见组织缩窄带　冠状沟缩窄带见图 2-2-3。

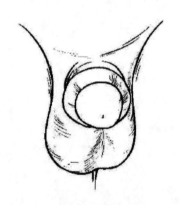

图 2-2-2　包皮水肿

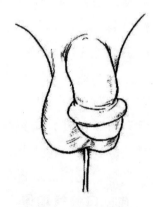

图 2-2-3　冠状沟缩窄带

3. 阴茎头水肿和触痛　包皮嵌顿患者可见阴茎头的包皮口狭窄，包皮及阴茎头呈不同程度的水肿，水肿程度视嵌顿时间而不同，通常嵌顿时间越长，肿胀越严重。患者可出现阴茎局部剧烈疼痛，同时也可有排尿困难。嵌顿时间较长者可并发冠状沟溃疡、糜烂及炎性渗出。长期嵌顿的患者可有疲乏、发热、局部瘙痒、食欲不振等全身症状。

四、诊断和治疗要点

根据发病起因，以及症状和体征，诊断较易。

门急诊接收包皮嵌顿的患者时，应尽快对其进行处理，正常情况下使用手法复位。必要情况下，局麻下切开狭窄包皮环，控制感染后行二期包皮环切术。

复位前，可以通过以下几种方法预处理，以减轻包皮水肿带及龟头肿胀。

（1）手攥法。碘伏液局部消毒后，垫一层无菌纱布，用适度力量攥紧包皮水肿带，握阴茎龟头远端力量稍大于近端，紧握5～10分钟，见图2-2-4。

（2）弹力绷带法。纱布包裹并用弹力绷带压迫10～15分钟，见图2-2-5。

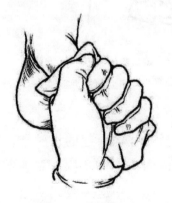

图2-2-4　手攥法

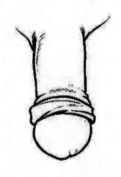

图2-2-5　弹力绷带法

（一）手法复位

在轻轻清洗局部皮肤的基础上，患者取仰卧位或背靠实物的站立位（防跌倒），0.5％碘伏局部皮肤消毒。在阴茎龟头及包皮处涂少许石蜡油，使局部滑润，再手法复位。

1. 手法 1 　术者用手指捏住龟头或用手握住阴茎头部适当挤压，持续数分钟，使水肿的龟头肿胀减轻，将双手示指、中指分别置于包皮紧缩环以上阴茎腹侧和背侧，双手拇指指尖置于龟头顶端，向下推拉逐渐用力，使上翻的包皮复位，见图 2-2-6。

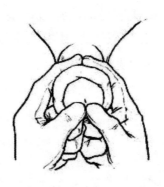

图 2-2-6　挤压复位

双手食指及中指呈环状箍在包皮环位置，整体向外侧牵拉的同时，双手拇指一起用指腹推动龟头向内侧。

2. 手法 2 　左手攥着包括冠状沟隆起的水肿带，右手轻轻牵拉－放松－推向近端（向内）－再牵拉，左手攥着包皮带，配合右手的力量往反的方向。一送一收，一松一紧，见图 2-2-7。

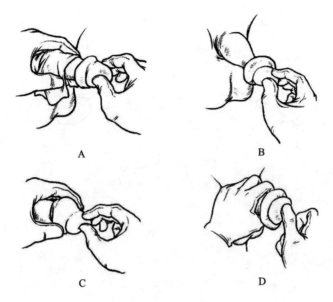

图 2-2-7　牵拉复位

按 A→B→C→D 顺序一送一收，一松一紧循环操作直至复位。

（二）切开复位

对于包皮嵌顿时间过长，肿胀严重至无法手法复位的情况，建议用纵切横缝的手术方法复位，见图 2-2-8。

手术方法：在阴茎背侧正中作一 2～4 cm 的纵向切口，切口要通过嵌顿狭窄环并与其方向垂直，深度要达到海绵体筋膜外，使嵌顿环离断松解，包皮得以复位。

包皮复位后为了预防继发感染，可于洗浴后使用红霉素眼膏均匀地涂在包皮上，并沿着包皮涂抹在阴茎头上。可控制感染后再行二期包皮环切术。

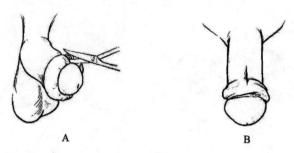

A   B

图 2-2-8　切开复位

A. 纵向切开；B. 切开狭窄环。

尿道疾病：急性尿道炎

❖孙 发 肖跃海

广义的尿道炎（urethritis）分为细菌性尿道炎、淋菌性尿道炎（gonococcal urethritis，GU）、非淋菌性尿道炎（nongonococcal urethritis，NGU）。急性尿道炎是临床上非常常见的疾病，患者常因为出现尿急、尿痛、肉眼血尿等症状，严重影响生活、工作和学习，心情焦急而就诊于门急诊。因此，急性尿道炎也是泌尿外科和男科门急诊常见的疾病之一。细菌性尿道炎的常见致病菌是大肠埃希菌，属于非特异性感染，诊治相对简单，已为广大医务人员熟悉，故不再赘述。狭义的尿道炎仅指淋菌性尿道炎和非淋菌性尿道炎，属于性传播疾病。本节内容重点介绍淋菌性尿道炎和非淋菌性尿道炎的实用性诊治方法，使读者在繁忙的急诊工作中能快速掌握规范的诊疗策略，提高业务水平。

一、淋菌性尿道炎

（一）疾病概况

淋菌性尿道炎是指由淋病奈瑟球菌引起的尿道感染，主要通过性接触直接传播。可表现出典型的临床症状，如早期能明确诊断，及时进行规律的诊断可取得良好效果，然而如未能得到及时诊治，将出现多种并发症，甚至导致尿道狭窄，严重影响患者的生活质量。

（二）病因和发病机制

淋球菌为肾形或卵圆形，常成对排列，无鞭毛和芽孢，革兰染色阴性。淋球菌离开人体后难以生长，对理化因子的抵抗能力弱，对普通消毒剂敏感；在干燥环境中 1～2 小时即死亡，然而在脓液中或潮湿的环境中能保持 10 余小时至数天的传染性。温度达到 60℃时 1 分钟内即可将其杀灭，52℃时 5 分钟可将其杀灭。

淋球菌的唯一天然宿主就是人体，它主要攻击黏膜，特别是由单层柱状上皮和移行上皮所形成的黏膜。淋球菌通过其表面的黏附因子黏附到柱状上皮细胞表面，进行大量繁殖，然后沿着生殖道向上逆行，被柱状上皮细胞的吞噬作用"吞噬"进入细胞内繁殖，并导致细胞溶解破裂；淋球菌还可从黏膜细胞间隙进入黏膜下层，导致其坏死。淋球菌外膜脂多糖和内毒素与补体结合后释放出化学毒素，诱导中性粒细胞聚集和吞噬，导致局部出现急性炎症表现，如充血、水肿、疼痛和化脓。急性尿道炎如治疗不及时，淋球菌进一步进入尿道腺体和隐窝，则将发展为慢性病灶。最新研究发现，淋球菌的菌毛和外膜主要蛋白还具备抵抗巨噬细胞和中性粒细胞杀伤作用的能力。

淋菌性尿道炎主要传播途径是性接触，淋病患者是其传染源。偶尔也可因接触含有淋球菌分泌物或被其污染的毛巾、坐便器等用具而发生间接传染。女性因解剖结构上尿道和生殖道短，更易被传染，一次接触感染源后，女性感染淋病的风险为40%，男性感染的风险为10%。女性妊娠期感染可累及羊膜腔引起胎儿感染。患淋病的孕妇分娩是新生儿感染的常见原因。

（三）症状和体征

此病多发于性活跃的青年、中年人群，其他任何年龄亦可发生。淋球菌急性感染后，多数经过2～5天的潜伏期发病，潜伏期仍具有传染性。

（1）初期表现为轻微尿频、尿急、尿痛，很快出现尿道口黏膜红肿、发痒和轻微刺痛。随后尿道口可流出大量黄色脓性分泌物。尿道黏膜红肿可延伸到整个尿道，阴茎肿胀，尿频、尿急、尿痛，甚至可见肉眼血尿。两侧腹股沟淋巴结呈急性炎症反应。一般全身症状较轻，少数可出现发热、全身不适、食欲不振等。上述症状一般于10～14天后逐渐减轻，1个月后基本消失。

（2）继发的相关并发症。部分男性患者因治疗不及时、用药不规律或治疗期间酗酒、性交等影响，可使感染进一步蔓延到后尿道，继发急性后尿道炎、前列腺炎、精囊炎和附睾炎。治疗未愈者可发展成慢性淋菌性尿道炎。反复发作者甚至还可出现尿道狭窄、输精管狭窄或梗阻，甚至导致不育。

1）淋菌性附睾炎。表现为阴囊红、肿、热、痛，常为单侧发作；下腹部和患侧腹股沟有反射性抽痛；尿液常呈浑浊。

2）淋菌性前列腺炎。急性患者可有发热、尿频和会阴部疼痛；肛门指检可触及前列腺肿大，压痛明显。如不及时治疗可发展为前列腺脓肿。慢性患者起床后第一次排尿时尿道口有糊口现象，常无其他症状。

3）淋菌性精囊炎。急性者有发热、尿频、尿痛，终末血尿；肛门指检可触及精囊肿大，触痛明显。慢性者常无自觉症状，肛门指检可触及精囊发硬。

4）淋病后尿道炎。50%～60%的淋球菌感染患者同时合并有非淋菌性病原体感染，在淋球菌被清除后炎症仍然存在，被称为淋病后尿道。

5）播散性淋球菌感染。可发生菌血症，相对少见，仅为1%～3%。表现为寒战、发热等全身症状；四肢近关节附近可散在分布皮损，可见瘀斑基础上合并脓疱、血疱和坏死。

（四）诊断与鉴别诊断

本病需在接诊时详细询问病史（性接触史、配偶感染史和共用物品史等）和仔细查体。根据典型的临床表现和病史基本可以对疾病做出初步诊断；尿道分泌物涂片找到成对排列的革兰阴性双球菌即可确诊。

其他检测方法：淋病奈瑟菌培养、核酸扩增试验。

对于特殊类型的播散性淋球菌感染，依据临床表现、血液和皮损处淋球菌培养阳性可诊断。

本病应注意与非淋菌性尿道炎鉴别。非淋菌性尿道炎的分泌物较为稀薄，症状较轻，淋球菌检查阴性。实际临床工作中有患者是淋菌性尿道炎和非淋菌性尿道炎两种混合并存，导致患者迁延不愈。

（五）治疗要点

1. 门急诊处理

（1）感染初期者。可给予头孢曲松钠 250～1 000 mg 单次肌肉注射，或大观霉素 2.0 g 单次肌肉注射，或头孢克肟 400 mg 单次口服，或头孢噻肟 1.0 g 单次肌肉注射。通过单次给药使体内迅速达到较高的血药浓度，对早期无合并症的淋病患者治愈率高达 99％。

（2）病情重，合并其他生殖系感染。需要延长抗生素疗程，使用口服头孢菌素类、喹诺酮类或复方磺胺甲噁唑，1～2 周为一个疗程。

（3）淋菌性尿道狭窄。定期行尿道扩张，同时进行抗菌药物治疗；存在尿道外口狭窄者进行尿道外口狭窄切开，门诊术后酌情留置尿管 1 周，以减少尿道外口反复狭窄的概率。

（4）配偶应同时给予治疗。治疗期间应避免同房或使用安全套，以免交叉感染和重复感染。

（5）淋病后尿道炎。50％～60％的淋球菌感染患者同时合并有非淋菌性病原体感染，在淋球菌被清除后炎症仍然存在，被称为淋病后尿道炎。需进行联合治疗。

2. 急症入院处理　广泛性前尿道狭窄者宜收住院，麻醉下使用冷刀行尿道狭窄内切开术，术后常规留置导尿管

1～2周，术后定期复诊行尿道镜检查，必要时行定期的尿道扩张，同时给予抗菌药物治疗。

3. 判愈标准　疗程结束后如症状和体征消失，且 1 周后病原学检测为阴性，可判为治愈。

二、非淋菌性尿道炎

（一）疾病概况

非淋菌性尿道炎（nongonococcal urethritis，NGU）指除淋病奈瑟菌以外的其他病原体感染引起的尿道炎，是男性常见的一种泌尿生殖道疾病，其发病率高于淋菌性尿道，在性传播疾病中居首位。

20％～50％的男性患者可无明显的临床症状。50％～60％的患者同时合并有淋球菌和非淋菌性病原体感染，在淋球菌被清除后炎症仍然存在，仍需进行针对非淋菌性尿道炎的规范诊治。

（二）病因和发病机理

沙眼衣原体和生殖支原体是导致 NGU 最主要的病原体，此外，还有解脲支原体、微小脲原体、人型支原体、腺病毒、单纯疱疹病毒、阴道毛滴虫、白色念珠菌、肝炎病毒、包皮垢杆菌、副流感嗜血杆菌等。沙眼衣原体（chlamydia tracho-matis，CT）是最常见的性传播疾病病原体，根据 WHO 统计，每年由 CT 导致的新发病例高达 9200 万。CT 所携带的质粒和分泌蛋白致病性极强，可引起宿主细胞凋亡，并可引发免疫病理反应。CT 可引起沙眼和男性尿道炎、附睾炎、直肠炎等多种感染。衣原体对热敏感，56～60℃仅能存活5～10分钟，但其在−70℃环境下可存活数年，75％乙醇等常用消毒剂即可将其杀灭。50％～60％的淋球菌感染患者合并有衣原体感染，在淋球菌被清除后炎症仍然存在，被称为淋病后尿道炎。

循证医学研究数据表明，生殖支原体与急性、慢性或复发性 NGU 相关。男性泌尿生殖道生殖支原体感染常伴发前列腺炎和附睾炎。生殖支原体还可黏附于精子上，影响精子运动和精子活力，并可以精子为载体进入女方生殖道，引起女性生殖道感染，导致女性尿道炎、宫颈炎和盆腔炎，还与配偶不孕、习惯性流产、死胎、低出生体重儿等有关。

传播途径：通过性接触（含同性恋）传播。

（三）症状和体征

多发生于 15～29 岁的性活跃的人群，潜伏期为 1～3 周，有约 50％的男性患者无明显的临床症状。有症状者其临床表现如下：

1. 尿痛、尿频或尿道刺痒和不适感　其临床表现与淋菌性尿道炎相似，但相对较轻。查体可见尿道口轻度红肿，分泌物呈稀薄的浆液性或浆液脓性，量较少；少数患者的尿道分泌物可呈脓性，甚至呈血性；有时可感觉阴茎体局部疼痛；有部分患者晨起时可见尿道口有少量分泌物结痂封住尿道口或粘住内裤。

2. 合并症状　未经治疗的尿道炎可进一步发展，引起附睾炎、前列腺炎和 Reiter 综合征等。

（1）合并附睾炎。常急性发作，多为单发，常与尿道炎并存。

（2）合并前列腺炎。常为亚急性前列腺炎，慢性前列腺炎常表现为会阴部隐痛、阴茎痛或无明显症状。

（3）Reiter 综合征：同时合并结膜炎和关节炎，表现尿道炎、结膜炎和关节炎三联征。

（四）诊断与鉴别诊断

1. 实验室诊断方法　分子检测技术（RNA 检测技术）为非淋菌性尿道炎的首选检测方法。传统的细胞分离培养法被认为是诊断"金标准"，但其操作复杂、对技术和设备要求高、耗时长和敏感性受标本采集等限制，临床上难以被用作常规检查和流行病学筛查，同时，免疫学检测方法在诊断非淋菌性尿道炎上存在一定程度的漏诊或误诊。在目前所有的检测方法中，RNA 分子检测技术灵敏度和特异性最好，是首选的检测方法。

2. 标本采集方法和注意事项

（1）尿道拭子。临床上常用尿道拭子采集标本送检，进行培养或核酸检测，但尿道拭子采集会给患者带来一定的痛苦，容易造成男性的畏惧而拒绝检查。

（2）尿液。用于 RNA 检测，具有无创、便捷、高敏感性和高特异性，适合所有疑似患者。需要注意的是：尿液标本需在 24 小时内按 1∶1 加入保存液，冷藏或冰冻保存，并尽快送检。服用抗生素会影响检测结果。

（3）前列腺按摩液和精液。对高度怀疑生殖道感染而其他检测方法无法明确的患者，有时需要进行前列腺按摩液或精液检查。

3. 诊断依据　根据病史、临床表现和实验室检验结果进行诊断。

4. 鉴别诊断　本病应注意与淋菌性尿道炎进行鉴别。此外，还应注意与白念珠菌和滴虫所致的尿道炎进行鉴别。

（五）治疗要点

治疗原则主张早期、足量、规则、个体化用药。

1. 门急诊处理

（1）推荐方案。阿奇霉素 1.0 g 单次顿服，或多西环素 100 mg，口服，每日 2 次，连用 7～10 天。

（2）替代方案。可选罗红霉素、左氧氟沙星、米诺环素、克拉霉素、司帕沙星等。

（3）除解脲脲原体为条件致病菌，需谨慎评估感染风险，再确定是否需要治疗外，沙眼衣原体、生殖支原体都是致病病原体，无论有无临床症状，对病原体检测呈阳性结果的患者都需要治疗，并于抗感染治疗 2～4 周后进行复查。

（4）男性患者如确诊为非淋菌性尿道炎，其性伴侣应同时治疗，期间注意使用安全套，避免无保护性性交，以免交叉感染和重复感染。

（5）精液质量异常且有生育需求的患者，若病原体检测为阳性，夫妻双方应同时治疗一个疗程后复查。

2. 判愈标准　疗程结束后如症状和体征消失，且 3～4 周后病原学检测为阴性，可判为治愈。

第四章

附睾疾病

◈ 段永刚

第一节　急性附睾炎

一、疾病概况

急性附睾炎是指附睾的急性炎症性疾病，病程小于 6 周，主要临床表现为阴囊肿胀及疼痛等，可伴有发热。如未得到及时诊治，可合并急性睾丸炎，即为急性附睾－睾丸炎。

急性附睾炎在普通人群中的发病率国内尚未见报道，国外发病率的报道见表 2-4-1。前期研究显示，在美国每年接近 60 万人患附睾炎，附睾炎患者约占泌尿外科门诊男性患者的 1%，其中 20% 为急性附睾炎。英国调查发现，普通人群中的急性附睾炎发病率每年约为 25/10000。研究发现，部队士兵和性活跃人群罹患急性附睾炎的概率更高。急性附睾炎绝大多数为单侧发病，左右两侧发病概率均等，双侧发病约占 9%。

表 2-4-1 国外急性附睾炎发病率研究汇总表

时间 （年）	区域	年龄 （岁）	发病患者数/ 每年每1万 个普通男性	作者	备注
1977—1978	美国	全部 年龄	40	Koch，et al （1980）	约60%跟踪调查
1990—1994	美国	18～50	29	Collins，et al （1998）	就诊全科及 泌尿科数据
2001—2004	美国	14～35	37	Bohm，et al （2009）	医疗保险数据
2003—2007	英国	15～60	25	Nicholson，et al （2010）	就诊全科数据
2004	加拿大	全部 年龄	65	Nickel，et al （2005）	就诊泌尿科数据

二、病因和发病机制

大多数急性附睾炎是由细菌感染引起的，最常见的是大肠埃希菌，其他还有金黄色葡萄球菌和链球菌等，常见于近期接受过器械检查或留置尿管的患者，以及泌尿系统解剖性或功能性异常的患者。前列腺手术后急性附睾炎的发生率为6%～13%，长期留置导尿管的患者急性附睾炎的发病率为20%。发病可以在任何年龄，35岁以下患者多数因衣原体和淋球菌等感染所致，35岁以上患者多数可能因革兰阴性杆菌所致。研究发现，约5%患者近期（14天内）有急性呼吸道感染史，提示全身性病毒感染（如腮腺炎病毒等）亦可引起急性附睾炎。

急性附睾炎一般开始于附睾尾部（感染性附睾炎），然后向附睾的体部和头部蔓延。肉眼观察可见附睾绷紧、肿胀，在附睾的表面布满充血的血管网。化脓者，可在附睾的切面上见有脓液渗出，或透过表面可发现有脓性病灶存在。在组织病理上，炎症开始阶段的附睾表现为水肿，血管充血扩张，血管周围有大量白细胞浸润、血管渗出增加，附睾组织间质病变明显。在附睾的管腔中充满和集聚大量分泌物，可见很多中性粒细胞、巨噬细胞、树突状细胞、T细胞及巨噬细胞吞噬精子现象。由于管腔内容物大量积聚，有时可导致附睾上皮紧密连接破坏，以致管道壁的破裂，从而使附睾管腔内精子等内容物（包括炎性分泌物）进入附睾间质区域，使附睾间质部呈现明显的炎症反应。

三、症状与体征

（一）症状

发病急，通常首先表现为单侧阴囊肿大，肿痛明显，站立时可加重，可向腹股沟及下腹部放射。炎症较重者，阴囊皮肤水肿、发红，并可形成脓肿，可伴寒战、高热、全身不适等症状，常并发膀胱炎、前列腺炎。

（二）体征

可见患侧阴囊红肿，可触及起始于附睾尾的附睾肿大，质地偏硬，并且向附睾头扩展，有明显压痛。可累及或不累及睾丸。可出现附睾、睾丸二者界限不清，附睾变硬，输精管增粗。形成睾丸脓肿时，可扪及波动感。还可以出现体温升高，尿道分泌物，中等量鞘膜积液等。

四、诊断

（一）病史

急性附睾炎多为急性发作，通常为单侧，表现为附睾或/和睾丸明显胀痛，触痛明显，常伴发热。既往史及系统回顾应包括用药情况、阴囊外伤史、手术史（尤其是阴囊内手术，如输精管结扎等），其他泌尿系病史（如结石、尿路感染等），性生活史（包括避孕措施的类型和性病史等），以及其他相关健康情况。

（二）体格检查

应重点针对下腹部、外生殖器以及前列腺。对阴囊及其内容物的检查，有助于判断疼痛的程度、部位、局部有无肿胀，附睾与睾丸的界限是否清楚，精索有无增粗。同时检查前列腺是否变硬、有无压痛。单侧发病，应先检查正常一侧。

（三）超声检查

彩色多普勒对判别阴囊急症的准确率可达 90% 以上，尤其对鉴别急性附睾睾丸炎和急性睾丸扭转有重要意义。B 超提示附睾增大、内部回声不均匀。

（四）实验室检查

尿常规和中段尿培养应作为基本的检查。尿常规检查常伴有脓尿、菌尿。若患者主诉有尿道分泌物，尿路刺激症状或阴茎痛，可行中段尿培养或使用尿道拭子做细菌培养或淋球菌、衣原体、支原体检查。如果患者伴有前列腺炎样症状（如会阴疼痛或不适），应当考虑进一步做下尿路病原体定位检查，如 Meares-Stamey 四杯法或前列腺按摩前后尿液检验（pre and post massage test，PPMT）。急性附睾睾丸炎时血常规显示白细胞升高，可达 $2.0 \times 10^9 \sim 3.0 \times 10^9/L$，胞核左移。尿液试纸检测结合亚硝酸盐和/或白细胞酯酶检测是有帮助的，尤其是在排除泌尿道感染上，但是它们并不是特征性的。流行性腮腺炎引起的睾丸炎多见于青春期后期，发病率约 20%，急性期尿中可检测到致病病毒。腮腺炎特异性血清学指标可作为腮腺炎后睾丸炎诊断中的常规指标。

五、鉴别诊断

急性附睾-睾丸炎需要与以下疾病鉴别。

1. 睾丸扭转　多发生于青少年，常见发生于夜间睡梦中。患者起病急，突发阴囊内疼痛并放射至腹股沟或下腹部。查体可以触及睾丸上移或呈横位存在，或可扪及精索呈麻花状扭曲。Prehn 征阳性，即抬高阴囊到耻骨联合处使疼痛加重。彩色多普勒超声（CDFI）检查睾丸无血流信号或很少。CDFI 是鉴别睾丸炎与睾丸扭转的首选检查，是诊断与鉴别诊断的"金标准"，可以反复使用并动态观察。

近年来开展的超声造影技术可以弥补常规超声无法探测直径＜100μm 血管内血流的不足，明显提高了睾丸不全扭转及幼儿睾丸扭转的诊断准确率。然而对于很难鉴别的急性附睾睾丸炎与睾丸扭转，如果怀疑睾丸扭转应紧急行手术探查。

2. 嵌顿性斜疝 患者也有局部疼痛、肿胀等症状，可伴有腹痛、腹胀和肛门停止排气等肠梗阻症状。多数患者有长久腹股沟可复性肿物病史，而且可回纳肿物位于阴囊内睾丸上方，仔细查体可以触及肿物与睾丸有一定界限。一般容易做出鉴别。

3. 创伤性睾丸破裂 多有典型的外伤病史，局部疼痛明显，肿胀严重，可有阴囊皮肤挫裂伤等表现。CDFI 检查可以明确诊断。应该注意，创伤之后可以合并损伤性附睾睾丸炎。

4. 睾丸内急性出血 也表现为突然急性起病。局部表现为睾丸明显肿痛。但是本病多有长期的结节性多动脉炎病史，推荐 CDFI 检查鉴别。

六、治疗

（一）一般治疗

对于急性附睾炎，应卧床休息、不宜剧烈运动，托起阴囊，早期可用冰袋冷敷，避免性生活，避免刺激性辛辣食物，戒烟酒等。

（二）抗生素治疗

急性附睾炎在使用抗生素前应留取尿液样本做细菌培养药物敏感试验，常规行衣原体检测。由于药敏试验需要一定时间，目前欧洲泌尿外科协会（EAU）经验性给药推荐如下。

（1）急性附睾炎患者伴有淋球菌感染低风险者（即尿道无分泌物）可以使用喹诺酮类药物（针对衣原体，每日一次口服 10～14 天）；或者多西环素（起始剂量 200 mg 口服，之后一日两次，每次 100 mg 口服）加针对肠杆菌类敏感药物，服用 10～14 天。

（2）急性附睾炎患者伴有淋球菌感染高风险者可以使用头孢曲松 500 mg 肌内注射一次加多西环素（起始剂量 200 mg 口服，之后一日两次，每次 100 mg，口服 10～14 天）。

（3）对于性生活不活跃的急性附睾炎患者，可使用单一、足量的针对肠杆菌类敏感药物，口服 10～14 天。

（三）止痛药物

对于疼痛症状明显者可选用口服镇痛药物或 1‰利多卡因精索封闭缓解疼痛。

（四）抗炎药

非甾体类抗炎药物对治疗性附睾睾丸炎有一定的帮助。对于急性附睾炎患者，可口服非甾体类抗炎药物如双氯芬酸钠片、塞来昔布等，前者止痛效果好，后者则以抗炎效果为主。

（五）中药治疗

中药可改善微循环，减少附睾纤维组织生成，缩短病程，但尚需大样本的临床观察进一步证实。早期急性感染炎症时，多为湿热下注肝经的实证，应当从肝论治，以清泄肝经湿热为主，同时急性期附睾结节尚未形成或刚刚形成，可适当加用活血祛瘀散结药物。

（六）手术治疗

对于化脓性附睾炎，可选择附睾精索被膜切开减张术、附睾切开引流术或附睾切除术。对出现睾丸梗死或较大的睾丸脓肿者，可行睾丸切除术。对于久治不愈、反复发作的慢性附睾炎，可选择附睾切除术，但一部分不典型症状者术后症状不能缓解，应谨慎选择。

七、预后

多数急性附睾炎经过及时、有效的治疗可控制和治愈。及时、合理、有效地使用抗生素，绝大多数患者的疼痛和肿胀症状会缓解，但是疼痛仍然会持续一段时间。少数患者因治疗不及时、不彻底，可转变为慢性附睾炎。慢性附睾炎症可导致附睾上皮不可逆性损伤，可引起男性不育，临床表现可为少、弱、畸形精子症等。如果引起附睾管腔梗阻，可能导致梗阻性无精子症。

第二节　急性附睾附件扭转

附睾附件（appendix of the epididymis）是指位于附睾头部由苗勒氏管（中肾管）演化残存的痕迹器官。约78%男性的附睾附件具有茎管结构，因此较易扭转。相对于睾丸附件扭转，附睾附件扭转发生率相对较低，常见于7～14岁的青春期前的儿童。

一般情况下，附睾附件没有生理功能，但是如果附睾附件发生扭转，会造成急性单侧阴囊内疼痛，甚至需要进行外科手术才能缓解。治疗处理原则与急性睾丸附件扭转相同，请参考急性睾丸附件扭转。

第五章

睾 丸 疾 病

◈章慧平　黄　翔

第一节　急性睾丸炎

一、疾病概况

理论上，任何化脓性细菌引起的败血症都有可能引起急性睾丸炎，其主要通过血行感染。然而在实际的临床工作中，附睾炎直接蔓延至睾丸引起睾丸炎者也较常见。急性睾丸炎可以与多种急性传染病伴发，单纯的睾丸炎相对少见，常因病毒感染并由血源扩散。

急性睾丸炎表现为睾丸突发疼痛，以及急性炎症引起的睾丸肿胀。青少年和老年男性常由尿路病原体感染引起。而在处于性活跃期的男性中，睾丸炎常由性传播疾病病原体如淋球菌等引起。急性睾丸炎也可诱发泌尿感染疾病，导致死精、无精、丧失生育能力、男性性功能下降等并发症，是泌尿科门诊常见的急症之一。绝大多数患者可以在门诊治愈，很少需手术干预。

二、病因和发病机制

常见的引起急性睾丸炎的病原微生物主要包括化脓性细

菌、腮腺炎病毒以及其他一些性传播病原体。

1. 急性化脓性睾丸炎　主要继发于体内化脓性感染性败血症，常见致病菌为金黄色葡萄球菌、链球菌、大肠埃希菌、铜绿假单胞菌。感染途径为血行感染、淋巴感染和直接感染。近年来，由淋球菌直接感染导致的急性淋球菌性睾丸附睾炎明显增加。

急性化脓性睾丸炎病理表现为睾丸明显肿大，阴囊壁红肿，鞘膜脏层也充血水肿，鞘膜腔内有浆液性渗出，睾丸实质切面呈局灶性坏死，有多形核白细胞浸润，曲细精管上皮细胞被破坏，有时整个睾丸化脓形成脓肿。

2. 急性腮腺炎性睾丸炎　是较常见的睾丸炎，约20％腮腺炎患者合并睾丸炎，由腮腺炎病毒所致，经血源扩散，多数为单侧受累，曲细精管的生精上皮受到不可逆的损害，最终导致睾丸萎缩，生育能力丧失。

三、症状和体征

（一）症状

急性睾丸炎发病急骤，患者出现寒战、高热等全身症状，体温可高达40℃。多为单侧，患侧睾丸疼痛较剧，可放射至同侧腹沟区及下腹部，阴囊皮肤发红，全身酸痛不适，伴恶心、呕吐。严重时形成脓肿，有波动感，并破溃出脓液。出现上述症状之前，少年或壮年男性常出现腮腺炎症状，少年或老年患者常出现尿路感染症状。

（二）体征

一侧或双侧睾丸肿大，质地硬，触痛明显，与附睾界限不清，有时可继发鞘膜积液。

四、诊断和治疗要点

（一）诊断

1. 症状和体征 有流行性腮腺炎或其他急性传染病表现。

2. 实验室检查 血液白细胞计数升高，中性多形核细胞比例升高；尿常规检查时，若睾丸感染是血源性或淋巴性，尿液多为正常，若自附睾蔓延而来，尿液可呈蛋白、脓尿、镜下血尿等泌尿系感染改变征象；流行性腮腺炎引起急性睾丸炎时，病毒可随小便排出，尿液中可查出病毒；尿细菌培养与药敏试验对确定病原微生物及选用抗生素具有重要指导意义。怀疑性传播疾病时应做尿道拭子检查和病原体培养。

3. 影像学检查 B超典型表现为睾丸体积增大，回声低且杂乱。彩色多普勒能量图能区分炎症和肿瘤，因为炎症时睾丸内动脉血管的大小、数量和密度增加。

（二）鉴别诊断

1. 急性附睾炎 有睾丸突然疼痛，但在附睾不能触及时，通常很难区分急性睾丸炎与急性附睾炎。急性附睾炎早期可扪得发炎的附睾，但后期则与睾丸界限不清。尿道无分泌物、脓尿，没有全身性传染性疾病，可以帮助诊断。

2. 睾丸扭转　睾丸扭转通常难以与急性睾丸炎鉴别，前者发病急，一般多发生在睡眠中或晨起时，疼痛剧烈，无发热。Prehn 征阳性，即抬高阴囊到耻骨联合处可使疼痛加剧。查体可触及睾丸上移或呈横位，可扪及精索呈麻绳状扭曲。

二者均为泌尿外科急症，但治疗方法截然不同，因此鉴别诊断非常重要，睾丸扭转多普勒成像可显示睾丸的血供明显减少或者根本无血流信号，特别有助于鉴别诊断，但有时也会误诊，特别是间断性扭转和部分扭转，同时由于睾丸扭转需要及时手术矫正，也会促使医生错误地支持这种诊断。

（三）治疗

1. 门急诊处理　绝大多数患者可以在门诊治愈，很少手术干预。

（1）一般治疗。包括卧床休息、禁性交，适当加强营养、补液，退热、抬高阴囊及睾丸、使用抗炎和止痛药物、局部冷敷有助于缓解疼痛，减轻不适。

（2）使用抗生素。治疗急性睾丸炎症时，要充分考虑到由于抗生素的广泛应用，此病早期或典型症状可能被掩盖，同时由于感染的途径和致病菌也发生了一定的变化，我们应加强对病因和感染途径的了解，并严格根据细菌培养及药敏试验的结果，选择敏感抗生素。

原则上，对于致病菌引起的急性睾丸炎，抗生素治疗最理想的是基于培养结果和药敏试验。抗生素使用以静脉点滴为主，体温正常后改为口服药，疗程不少于1～2周，以防止睾丸脓肿发生。

如果早期的检查结果为阴性或无法取得，首先应采取经验性治疗，根据临床信息，针对最可疑的病原体进行治疗，这种情况下，最好选择喹诺酮类药物。可选择诺氟沙星口服 0.1～0.2 g/次，3～4 次/d；或左氧氟沙星 0.1～0.2 g/次，2～3 次/d；或环丙沙星 0.2 g/次，2～3 次/d，静滴，或 0.25～0.5 g/次，2 次/d，口服。如怀疑大肠杆菌感染，可选用氨苄西林，口服，0.25～1 g/次，4 次/d，或肌肉注射，0.5～1 g/次，4 次/d，或静脉滴注，2～6 g/d，儿童 50～100 mg/kg。对青霉素过敏者忌用此类药物。对绿脓杆菌感染者可选用头孢噻甲羧肟，肌肉注射或静脉滴注，1～2 g/d，分 2～3 次。对于腮腺炎病毒引起的睾丸炎，抗病毒药物基本无效，上述的支持治疗很重要，传统的治疗方法如肾上腺皮质激素的使用，注射恢复期患者的血清等均有明确疗效；己烯雌酚及丙种球蛋白可降低睾丸对热的敏感性，减轻睾丸肿胀，但仅对部分患者生育能力有保护效果。

（3）中医药治疗。常见中医配方主要是清热利湿、清热解毒的方剂。急性睾丸炎可选用温丸消结方、龙胆泻肝汤加减；细菌性睾丸炎可选用清肝解毒汤；流行性腮腺炎合并睾丸炎可选用疏风清热解毒汤。

（4）严重疼痛的处理。对于严重疼痛者，可通过局麻药行精索封闭而减轻疼痛，可以应用 1％普鲁卡因加入相应的抗生素在患侧行精索封闭。一般情况下隔日一次，2 周为一个疗程。

2. 急症入院处理　绝大多数患者可以在门诊治愈，很少采用手术干预，以下几种情况需要考虑手术治疗。

（1）怀疑睾丸扭转。

（2）伴有脓肿形成时，抗生素治疗效果不佳，需经皮或切开引流，对于脓肿形成且睾丸功能基本丧失的可行患侧睾丸切除术。

（3）经严格保守治疗而睾丸肿胀无减轻的患者。保守治疗效果不佳的原因除与全身状况、保守治疗的具体指征有关外，阴囊内局部病理解剖学因素是不容忽视的问题。睾丸血运的通畅与否和睾丸炎症是否能迅速吸收、消退直接相关。手术要以解除精索血运障碍、恢复睾丸良好的血液供应、促进炎症的吸收和消退、保存病变睾丸的功能为目的。

第二节　睾丸附件扭转

一、疾病概况

睾丸附件为胚胎时期中肾管残留物，位于睾丸上极，内容物为胶状结缔组织，90％的男性可见；睾丸附件蒂较长，极易发生扭转，扭转多见于儿童，是小儿外科阴囊急症之一，也是小儿急性阴囊疼痛最为常见的原因。可继发鞘膜腔内炎性反应、积液和睾丸、附睾炎性反应，引起睾丸和附睾肿大，严重者可影响将来的生育功能。非手术治疗如制动、非甾体类抗炎药可使大多数患者得到缓解，在缺血状态缓解后，多数症状可以消退，当诊断不明确时，需行急诊探查，当炎症无法自然消退时，需行延期手术，手术根治方法是附件切除。

二、病因和发病机制

睾丸附件在青春期由于激素作用体积变大，加上睾丸附件的蒂较长，容易围绕其细小的脉管蒂发生扭转。睾丸附件被覆纤毛柱状上皮，上皮下由疏松结缔组织构成。在轻度扭转时会造成小血管充血，结缔组织水肿；在重度扭转时，会造成组织的出血坏死，光镜下主要表现为组织结构模糊不清，出血坏死，大量炎性细胞浸润。其发病原因目前尚不十分明确，可能与男孩活动剧烈有关，但多数没有明显诱因。

三、症状和体征

（一）症状

睾丸附件扭转发病一般较缓和，在 48 小时内逐渐加重，但也有疼痛剧烈、急性发作的。其临床表现差异大，通常表现为阴囊突发的疼痛，并可放射至腹股沟及下腹部，一般为钝痛，也可为绞痛。疼痛的程度不一，但一般疼痛程度可以忍受。全身症状通常较轻，可伴有恶心、呕吐、低热等全身症状。

（二）体征

坏死的附件可通过阴囊皮肤表现为"蓝斑征"，如伴有炎症将更加严重，阴囊壁红肿说明病情严重。可在睾丸上方查及肿块，伴轻度压痛，可查及少量反应性鞘膜积液。如发生坏死，则透光试验可见积液呈蓝色。睾丸及精索的位置正常。提睾反射可以存在，睾丸可移动。

四、诊断和治疗要点

（一）诊断

1. 症状和体征 首先需要详细地询问病史及体检。患侧阴囊皮肤可出现红、肿、热、痛等炎性反应，压痛性结节是诊断该病的典型特征。但由于临床症状较轻，常被家长和医生忽略。同时由于患儿很难合作，往往不能做出明确诊断。结合彩超检查，大多数方可明确诊断。

2. 影像学检查 超声具有安全、快捷及可重复等优点，且睾丸附件扭转有其特有的超声影像学特征，因此超声检查是临床上首选的影像学检查方法。睾丸附件在正常状态下因体积小，常不易被超声检出。当存在鞘膜积液或肿大和回声改变时，其超声检出率高。

睾丸附件扭转的超声声像图特点：睾丸上极与附睾头之间可见高回声结节，呈圆形或类圆形，边界清楚，体积大者呈非均匀性回声，体积小者回声较均匀。

彩色多普勒显示结节内无血流信号，周边见丰富血流信号。患侧睾丸、附睾呈现不同程度的增大，并常伴有血流信号增多。睾丸周围可见鞘膜积液。

（二）鉴别诊断

1. 睾丸扭转 这两种疾病在临床上治疗方式也是有所不同的，一旦明确睾丸扭转应立即进行手术复位，防止由于缺血时间过长导致睾丸坏死，影响其功能；而睾丸附件扭转是一种自限性疾病，多数可采取保守治疗，结合彩色多普勒超声检查对该病进行确诊，可以减少不必要的手术探查。鉴别要点如下。

（1）症状。睾丸扭转多起病急，疼痛剧烈，患儿可伴有全身症状，由于疼痛剧烈，多于 24 小时内就诊；睾丸附件扭转则发病缓慢，阴囊疼痛不如睾丸扭转那样剧烈，多数患儿可以忍耐，多不伴全身症状，所以就诊时间较晚，多为24～72小时内就诊。

（2）局部体征。睾丸扭转多有红、肿、热、痛，体格检查时多有很明显的抬举痛；睾丸附件扭转红肿多不如睾丸扭转明显，抬举痛也多不明显，仅局限于睾丸上极或睾丸与附睾之间的某个点的疼痛，部分可有蓝斑征。

（3）彩色超声多普勒检查。睾丸扭转时，睾丸及附睾的血流信号会明显减弱或消失；睾丸附件扭转时睾丸及精索内的血流信号正常，睾丸上极或附睾头可见周边强回声、中央低回声的小结节，部分在鞘膜囊内可见鞘膜积液。

2. 急性附睾炎 为附睾的急性炎症，发病急剧，且可伴有严重的全身症状，如发热、白细胞计数升高。检查时可发现阴囊明显肿大，皮肤发红；附睾明显增大，与睾丸的界限分不清，触痛明显。一般可询及不洁性交史、经尿道的器械检查史等。

（三）治疗

1. 门急诊处理 睾丸附件不具有生理功能，病程中阴囊疼痛较轻，可忍受。并且该病为自限性疾病，在保守治疗过程中可自愈或仅引起附睾炎，无不良后果，故采取非手术治疗效果肯定。保守治疗可减少患者手术、麻醉风险，应作为首选的治疗方法。给予卧床休息、镇静、止痛、托起阴囊、卧床休息、口服非激素类抗炎药可使大多数患者症状缓解。保守治疗病程一般在 2 周左右。

2. 急症入院处理 对于不能明确诊断、症状严重或非手术治疗效果不理想的患者，应积极实施手术治疗，以去除坏死的附件组织，减少鞘膜腔积液的形成，从而为睾丸提供正常血供，保护睾丸及附睾的功能，缩短康复时间。

第六章

精索疾病：急性精索炎

一、疾病概括

急性精索炎主要是由输精管或其他组织（包括血管、淋巴管或结缔组织）感染引起的急性炎症。输精管炎的病变仅局限于输精管，而精索炎则涉及整个精索。单纯的精索炎较少见，通常继发于泌尿生殖系统其他部位的感染，或原有潜在的泌尿生殖系统慢性炎症急性发作，感染可沿输精管、淋巴管或直接侵及精索引起精索炎。非感染性因素也可引起急性精索炎。

二、病因和发病机制

男性生殖系统与泌尿系统在解剖及功能学上存在密切联系，泌尿系统与生殖系统的感染常同时存在，互为因果。另外也有非感染性因素。常见病因有以下几种。

（1）因输精管和前列腺部尿道相通，男性泌尿生殖系统的致病菌可侵入输精管从而引发输精管炎，单纯的输精管炎极少见。常继发于前列腺炎、精囊炎及附睾炎。

（2）外伤、输精管结扎时无菌操作不严，或创伤本身均可诱发原有潜在的泌尿生殖系统慢性炎症。

（3）感染可沿输精管、淋巴管或感染直接侵及精索引起精索炎。

（4）Valsalva 动作时尿液逆行性进入附睾，引起化学刺激导致非感染性精索炎。

三、症状和体征

（1）急性精索炎起病较急，局部疼痛肿胀较为明显，可沿着精索放射至腹股沟部，甚至耻骨上或下腹部。

（2）严重时可有发热、恶心、呕吐等全身症状。

（3）表面皮肤红肿，精索呈现纺锤形或条索状增粗，触痛明显，输精管扣及不清。严重时可形成脓肿，触及波动感。

四、诊断

（1）泌尿生殖系统的感染史，外伤、手术史，输精管结扎史等。

（2）根据临床表现和体格检查。

（3）血液、尿液、精液、前列腺液的相关检查，可明确病原菌，并可借此选择合适的抗生素，但是考虑炎症、疼痛等原因，是否获取精液和前列腺液，需要视具体情况而定。

（4）超声影像特征，2D 显像：精索包膜光滑，内软组织炎症水肿，血管扩张，精索直径增大，内呈不均增强回声，纵切时呈现强弱相间的条状回声，结构显示欠清，筋膜回声相对增强。彩色多普勒血流显像：病变精索内血流信号较健侧明显增多，多呈现细条状或束状彩色血流信号分布，动脉血流速度增快。

（5）虽然精索炎和腹股沟疝的临床和超声特征有时较难区分，但计算机断层扫描很容易鉴别，可避免不必要的手术。

五、治疗

及时准确地诊断感染或炎症的潜在病因是指导适当治疗和排除其他重要的潜在病理，如睾丸扭转或肿瘤的关键步骤。

（1）急性炎症期应卧床休息，托高阴囊。通过改善淋巴引流和减轻水肿的程度而缓解症状。

（2）根据细菌种类，选择合适的抗菌药物。

（3）肿痛明显者可做精索封闭，口服止痛剂。

（4）如为输精管结扎后顽固性炎性痛性结节，可考虑手术切除，或者选择去神经术。

（5）如适当的抗生素治疗后没有反应，需考虑是否有血管炎的存在，可尝试使用甲基泼尼松龙等激素治疗。

（6）假如形成脓肿，则可考虑切开引流。

（7）有性传播疾病感染史的年轻人有反复感染的风险，应教育患者注意防护、治疗性伴侣以及改变生活方式。

第三篇

男科急症入院处理

❖庄　炫　周辉良

第一章

尿道疾病：尿道结石

❖陈　斌　刘正升

一、疾病概况

尿道结石多见于男性及儿童，女性少见，近年来发病率有逐渐下降的趋势。尿道结石多因来自于膀胱和肾脏的结石排出时嵌顿于尿道，少数原发于尿道内的结石常继发于尿道狭窄或尿道憩室。

二、症状和体征

男性尿道结石易嵌顿在前列腺尿道、球部尿道、尿道舟状窝及尿道外口，表现为嵌顿部位的疼痛、尿频、尿急、尿痛、尿线细、尿滴沥及尿潴留，并有下尿路感染，甚至有脓性分泌物。尿道憩室合并感染结石可继发于憩室内，排尿可无异常。

三、诊断和治疗要点

尿道结石诊断基于病史、体检、尿液检查、X 线、B超、CT 及膀胱镜检查。门急诊时腹部平片是主要的诊断方法，因为大多数结石不透 X 线，必要时需做尿道造影以了解尿道病变，后尿道结石造影更能明确结石与尿道的关系，尤其对尿道憩室内的结石诊断更有帮助。结合彩超了解结石大小、位置、形态、数目，为鉴别平片上的静脉石、钙化淋巴结阴影，必要时可行CT检查。尿道膀胱镜检查是最可靠的方法（急诊患者不推荐），可明确结石及合并其他疾病存在与否。结石诊断明确后继续寻找结石成因，如前列腺增生症、尿道狭窄、神经源性膀胱、憩室、异物、线条性后尿道瓣膜等。

尿道结石急诊治疗要点是解痉、镇痛、解决排尿困难和尿潴留，保持排尿通畅。药物选择：①非甾体类镇痛抗炎药物，常用双氯芬酸钠，50 mg，可口服或肛塞，或吲哚美辛25 mg，口服；②α受体阻滞剂（盐酸坦索罗辛0.4 mg，每晚一次）。

尿道结石急诊治疗方式依据结石大小、位置、形态，以及有无尿道病变而定。尿道外口和舟状窝的前尿道结石可用钳子夹出，尿道外口狭小者可局麻下切开，边挤压边夹结石以防结石向后移动，经尿道口滴入或注入含麻醉剂润滑乳膏有利于取石。

大部分后尿道结石出现排尿中断或尿潴留时可试插导尿管，切勿使用暴力，避免损伤尿道黏膜，必要时可用金属探子插入尿道，会有触碰到结石的感觉或听到与结石相碰的摩擦音，将嵌顿于尿道的结石推入膀胱，同样切勿使用暴力。由于小儿不易合作，有可能损伤尿道，所以不宜应用此法。

后尿道结石在排尿通畅的前提下可择期行腔内结石治疗，包括钬激光或气压弹道碎石，不推荐使用体外冲击波碎石术（ESWL）。对于小儿尿道结石可尝试输尿管镜下气压弹道碎石，尿道结石合并尿道狭窄者可尝试输尿管镜钬激光碎石术。女性尿道短而直，结石不易滞留，所以其尿道结石极少，前尿道可钳夹取出，后尿道结石亦可推入膀胱再处理。

第二章

阴茎疾病：阴茎异常勃起

◈李　铮　纪智勇

一、疾病概况

阴茎异常勃起是指无性刺激情况下，阴茎持续勃起超过4小时。国外既往的统计表明阴茎异常勃起发病率约每年1.5/100000，其中大于40岁者发病率约每年2.9/100000。新生儿到老年均可发生，相对集中在5～10岁和20～50岁。

临床上根据阴茎血流动力学将阴茎异常勃起分为：①缺血性阴茎异常勃起（静脉性、低流量性），特点是阴茎海绵体坚硬且触痛明显，海绵体内血流减少，血气分析示低氧血症伴酸中毒；②非缺血性阴茎异常勃起（动脉性、高流量性），特点是阴茎海绵体内异常血流增加，阴茎往往表现为轻度膨胀，通常无疼痛，海绵体内血气分析基本正常；③间歇性阴茎异常勃起，主要表现为异常勃起复发，多见于患有镰刀状红细胞贫血的男性，随着年龄增加，异常勃起出现的频率及持续时间均会增加，最终发展成为完全无法自行缓解的缺血性阴茎异常勃起。患有缺血性阴茎异常勃起的患者，也有患间歇性阴茎异常勃起的风险。其中缺血性阴茎异常勃起发病率较高，属于男科急症，若诊断和处理不及时，容易导致阴茎海绵体纤维化，引起永久性勃起功能障碍（ED），发生率高达 59%。因此所有的患者均需要得到紧急评估以便明确诊断，以期尽早获得阴茎疲软和最大限度保留勃起功能。

二、病因和发病机制

阴茎异常勃起的因素主要有以下几类（表 3-2-1）。

1. 药物 近年来由于阴茎海绵体血管活性药物注射的使用增多，药物性因素比例升高，主要有罂粟碱、酚妥拉明、前列腺素 E_1、西地那非、他达拉非、伐地那非、肝素、华法林等；外涂龟头药物也可导致阴茎异常勃起，如可卡因、大麻、乙醇等。有报道指出静脉滴注药物藻酸双酯钠可引起阴茎异常勃起。极少数服用磷酸二酯酶 5 型抑制剂的患者出现阴茎异常勃起，患者常常合并有其他导致阴茎异常勃起的高危因素如阴茎外伤、抗精神病治疗以及服用毒品等。

2. 血液系统疾病 最常见的是镰刀状红细胞增多症。其他血细胞性因素包括白血病、地中海贫血、血友病和红细胞增多症等，是导致缺血性和间歇性阴茎勃起的常见原因。

3. 代谢紊乱 痛风、淀粉样变性等可导致阴茎异常勃起。

4. 恶性肿瘤 包括阴茎原发性肿瘤或转移瘤，肿瘤压迫血管，阻断阴茎静脉回流引起阴茎异常勃起。

5. 神经系统疾病 椎管狭窄、脊髓损伤、麻醉可能导致阴茎异常勃起，特别是高位脊髓损伤更容易造成异常勃起。

6. 创伤 骑跨伤、性交损伤、盆底外伤可导致非缺血性阴茎异常勃起。

7. 特发性 30％～50％的阴茎异常勃起为特发性，而且多属于缺血性阴茎异常勃起，病因不明。

表 3-2-1　阴茎异常勃起常见病因

常见病因类型	具体药物或疾病
药物	藻酸双酯钠，氯丙嗪，氯氮平，肼屈嗪，哌唑嗪、肝素、华法林、可卡因、大麻、罂粟碱、酚妥拉明、前列腺素 E_1 等
血液系统疾病	镰刀状红细胞贫血、白血病、地中海贫血等
代谢紊乱	痛风、淀粉样变性等
恶性肿瘤	阴茎癌、前列腺癌、膀胱癌、直肠癌等
神经系统疾病	脊髓损伤、椎管狭窄、自主神经病变等
创伤	骑跨伤、性交损伤、盆底外伤等
特发性	—

缺血性阴茎异常勃起是由于血管收缩和舒张失衡所致，会导致阴茎腔室综合征，其生化特征为缺氧、高碳酸血症和酸中毒。海绵体平滑肌长时间暴露在这种状态下将会导致勃起组织不可逆的损伤，继而使之纤维化。在病程早期（12

小时以内），海绵体间质水肿出现，12～24 小时凝血栓子开始附着于内皮细胞，48 小时开始发生海绵体平滑肌细胞坏死和海绵体纤维化。

非缺血性异常勃起发病率明显低于缺血性阴茎异常勃起，并非绝对急症，主要是阴茎动脉过度灌注造成的，多为阴茎外伤损伤了阴茎小动脉，在海绵体动脉与海绵窦腔隙之间形成瘘管导致海绵窦内动脉血流过度灌注。

三、症状和体征

1. 缺血性阴茎异常勃起（静脉性、低流量性） 特点是阴茎海绵体内很少或无血流，典型表现是疼痛，阴茎海绵体坚硬及触痛，而龟头相对柔软，皮温较低、颜色暗紫，很少能触及动脉搏动。

2. 非缺血性阴茎异常勃起（动脉性、高流量性） 特点是流经阴茎海绵体内的血流增加，多有外伤史，受伤后3～7天出现阴茎不完全勃起，硬度一般，皮温稍高，可触及动脉搏动，疼痛不明显。用力挤压阴茎根部，减少动脉供血，可以缓解勃起的硬度。

3. 间歇性阴茎异常勃起 反复发作的阴茎长时间勃起伴有阴茎疼痛为其特征，数次异常勃起之间有自发性的阴茎间歇疲软期。每次间歇性异常勃起的时间比缺血性阴茎异常勃起的持续时间短，通常每次小于 4 小时，不给予任何处理的情况下阴茎可自行疲软，但勃起的频率和单次勃起持续的时间会逐渐增加，最终进展为缺血性阴茎异常勃起。

四、诊断要点

针对阴茎异常勃起患者首先要鉴别缺血性还是非缺血性。区分这两种类型，详细采集病史与体格检查，B超行阴茎海绵体血流动力学评估和阴茎海绵体血气分析都非常重要。

病史包括勃起硬度和持续时间，是否伴有疼痛，勃起的刺激因素，重点了解相关药物使用史，了解伴发相关疾病，有无镰刀状红细胞贫血，其他相关血液高凝状态病史、外伤史等。

查体应注意是否有生殖器肿物，淋巴结肿大，外伤体征，勃起硬度等。阴茎异常勃起者常尿道海绵体和阴茎头不受影响，是软的。缺血性勃起阴茎坚硬，伴显著阴茎肿胀，皮肤青紫，疼痛明显，而非缺血性海绵体通常胀大，但不坚硬，疼痛较轻。

检查主要包括血常规（特别注意白细胞总数、分类和网织红细胞计数），阴茎海绵体血气分析，阴茎彩色多普勒超声。其他包括血糖血脂分析，凝血、尿常规等。对于缺血性阴茎异常勃起，阴茎海绵体彩色多普勒超声多不能看见血流信号或信号低。阴茎海绵体血气分析提示 PO_2 低（$PO_2 <$ 30 mmHg），PCO_2 高（$PCO_2 > 60$ mmHg），pH 值低于7.25。非缺血性异常勃起通常勃起硬度低，疼痛较轻，阴茎彩色多普勒超声提示动脉损伤区域动脉血流信号增高，且静脉回流正常，血气分析与动脉血相近。两者的具体差异见表3-2-2。

表 3-2-2　缺血性和非缺血性阴茎异常勃起诊断要点

诊断项目	缺血性	非缺血性
病史	镰刀状红细胞贫血、白血病、药物、阴茎海绵体药物注射	会阴部或阴茎外伤
查体	持续性、痛性阴茎完全勃起	持续性、无疼痛性不完全勃起
阴茎海绵体血气分析	pH 值 < 7.25，$PO_2 < 30$，$PCO_2 > 60$	pH 值 > 7.3，$PO_2 > 50$，$PCO_2 < 40$
阴茎海绵体超声	无血流或低血流信号	海绵体动脉破裂和血流信号
治疗	急诊治疗	不需急诊治疗

阴茎动脉造影可以酌情使用，可用来确定海绵体动脉瘘的存在和位置，造影通常作为栓塞治疗的一部分。核磁共振可发现盆腔器官是否存在肿瘤，阴茎海绵体是否受肿瘤侵犯，此外还能提示损伤性异常勃起患者的海绵体动脉瘘，亦可帮助判断缺血性阴茎异常勃起阴茎海绵体平滑肌坏死的程度。诊断流程见图 3-2-1。

五、治疗

阴茎异常勃起首先要鉴别是缺血性还是非缺血性。缺血性阴茎异常勃起，需要紧急处理。在优先针对已知病因治疗的基础上进行对症治疗，对镰刀状红细胞贫血症等血液疾

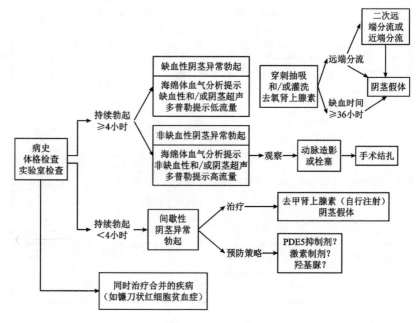

图 3-2-1　阴茎异常勃起诊疗流程

病，除了系统治疗，仍需要针对海绵体内高压进行治疗。基本的治疗目标包括缓解疼痛、逆转勃起，尽量减少阴茎海绵体的损伤。治疗应该逐步进行，初期尽量减少创伤性治疗（表 3-2-3）。在开始治疗前，应该遵循患者知情同意原则，因为不论治疗措施如何，随着器质性组织改变，50％的患者将会出现 ED 并发症。2014 年欧洲泌尿外科协会制定的《阴茎异常勃起指南》是目前使用最为广泛的指南，相比 2004年的美国泌尿外协会制定的指南内容更为翔实，但治疗原则相同。

表 3-2-3　阴茎异常勃起的治疗选择

异常勃起类型	治疗时机	治疗方案
缺血性	尽快	门诊：1. 抽出陈旧血液、灌洗；2. 注射稀释的去氧肾上腺素 住院：1. 首选远端分流；2. 次选近端分流
非缺血性	非急症	门诊冰袋冷敷或包裹数周至数月。保守治疗无效则择期住院手术，首选行动脉造影下的栓塞术，次选开放手术结扎
间歇性	尽快	原则同缺血性。预防：抗雄激素药物，促性腺激素释放激素激动剂，巴氯芬

欧洲泌尿外科协会制定的《缺血性阴茎异常勃起治疗指南（2014 年）》建议：

缺血性阴茎异常勃起是急症，需要尽早干预。

任何紧急治疗的目的都是恢复阴茎疲软，解除疼痛及防止对阴茎海绵体造成慢性损伤。

缺血性阴茎异常勃起的治疗应尽早开始（4～6 小时内），并应循序渐进。勃起功能的保存与阴茎异常勃起的持续时间直接相关。

处理缺血性阴茎异常勃起的第一步是通过阴茎抽吸术对海绵体减压，直到流出鲜红血液。对海绵体内注射血管活性剂治疗勃起功能障碍诱发的阴茎异常勃起，海绵体内注射拟交感神经药可作为首选治疗。

如果抽吸后复发，下一步是海绵体内注射拟交感神经药。去氧肾上腺素为首选药物，与其他药物相比，它对心血管系统有较好的安全性。用生理盐水稀释去氧肾上腺素至浓度为 $100\sim200\,\mu g\,/\,mL$，每 $3\sim5$ 分钟注射 $1\,mL$ 至阴茎海绵体中，1 小时内最大剂量不超过 $1\,mg$。心血管风险高的患者应给予较低剂量。并建议对患者进行监护。

如果在抽吸和海绵体内注射拟交感神经药后阴茎异常勃起复发，在考虑手术干预之前应重复上述治疗数次。尚无明确的最高去氧肾上腺素用量。

由于镰刀状细胞性贫血引起的缺血性阴茎异常勃起症的治疗方法与特发性缺血性阴茎异常勃起症的治疗方法相同，在优先进行初步治疗的同时，可进行其他支持措施如静脉水化，碳酸氢盐碱化吸氧，输血。

在血液抽吸和海绵体内注射拟交感神经药均失败或阴茎异常勃起持续时间≤72 小时才考虑手术治疗。

应首先进行远端分流手术，若失败再进行近端手术。但该手术策略仍有待商榷。海绵体活检可用于判断组织坏死程度，以及判断海绵体有无肿瘤性病变。

如果阴茎异常勃起持续超过 36 小时，或所有干预措施均失败时，勃起功能障碍已无法避免的，建议立即植入阴茎假体。海绵体纤维化将增加后期的阴茎假体植入手术难度。

（一）门急诊处理

门急诊处理主要针对的是缺血性阴茎勃起和间歇性阴茎勃起，对于异常勃起小于 12 小时的患者，非手术治疗的效果较好，常用的手段主要有以下几种。

1. 一般治疗 包括镇痛、镇静、补液、碱性药物、控制感染等治疗。镇痛药物可选择非甾体类抗炎药（可以减轻局部炎症反应），建议预防性应用抗生素。

2. 一线治疗 应选择海绵体内冲洗和抽出陈旧血液，直至流出的血液颜色变红、阴茎变软，以使阴茎海绵体内血流恢复正常，注意挤压阴茎海绵体脚便于抽出血液。此后，应定期挤压阴茎海绵体以促进血液回流。此法可重复进行，有效率为 30%～50%。海绵体减压处理后，阴茎呈半勃起状态即可。若无效或发生再次勃起，可与向海绵体注射拟交感神经药物联合使用。

阴茎海绵体内药物注射疗法：对于异常勃起小于 12 小时的患者，阴茎海绵体内注射 α 肾上腺素受体激动剂能够获得很好的效果，推荐首选药物是去氧肾上腺素（新福林注射液），因为去氧肾上腺素是选择性 α1 受体激动剂，不会引起心率升高。而肾上腺素和去甲基肾上腺素则同时激动肾上腺素受体，对心率、血压的影响大。去氧肾上腺素可以在生理盐水中稀释至 200 μg/mL，每隔 5～10 分钟间歇给药 0.5～1 mL，最大剂量为 1 mg。对于儿童和严重的心血管疾病患者应采用低浓度、小剂量治疗。在注射过程中或注射后，应观察患者的症状和体征，包括血压、心率、头痛症状等。对心血管病高危患者，应行持续心电监测。

间歇性阴茎异常勃起在镰刀状红细胞血症等血液疾病中发病较高，但成人大多数是特发性的。每次勃起的治疗应按照缺血性异常勃起处理原则进行。早期患者可以在阴茎疲软状态下通过服用小剂量磷酸二酯酶 5 型抑制剂或自行注射肾上腺素能药物进行预防,病程晚期最终可能需要放置阴茎假体。全身性治疗包括激素治疗,应用巴氯芬、地高辛和特布他林、酮康唑等。雌激素,促性腺激素释放激素类似物(戈舍瑞林缓释剂,3.6 mg,每月 1 次,皮下注射)或抗雄激素药物(氟他胺,250 mg,每日 3 次口服,或比卡鲁胺,50 mg,每日 1 次口服)治疗,不适用于儿童和想生育的患者。

3. 非缺血性阴茎勃起　通常非急症,疾病早期,冰块压迫或包裹可造成明显的血管痉挛,继而引起破裂的动脉形成血栓,瘘口可能自然闭合。

(二)急症入院处理

1. 远端及近端分流术　缺血性及间歇性阴茎异常勃起在阴茎海绵体内药物注射 1 小时后勃起仍无缓解或持续异常勃起时间超过 24 小时,需进一步行分流术。手术原则为建立阴茎海绵体和龟头、尿道海绵体、阴茎背深静脉或大隐静脉的血管分流途径,而这些分流还有可能在阴茎完全疲软和异常勃起诱发因素消退后,自行闭合。术前完善血尿常规、凝血、常规生化检查(血糖、血脂、肝肾功能),阴茎海绵体血气分析(观察血氧分压、氧饱和度及 pH 值),阴茎彩色多普勒超声检查(阴茎海绵体动脉和阴茎背深静脉的血流曲线、阻力指数及速度、评估海绵体窦血流状况)及常规胸片、心电图,必要时请血液科及肾内科会诊。

手术方法首选经皮远端分流术。

（1）Winter 法：用 Tru-cut 穿刺针在阴茎头经皮穿通至阴茎海绵体内，是治疗阴茎异常勃起损伤最小的术式。

（2）Ebbehoj 法：即刀片经龟头刺穿海绵体阴茎，制造阴茎头和阴茎海绵体之间通路。

（3）以尖刀片垂直戳切入阴茎头至阴茎海绵体白膜，戳切深度约 4～5 cm，待阻力突减并流出黑色半胶状瘀血后，将刀刃旋转 90 度，再一次切割白膜成"T"形，挤压阴茎，排出积血。

Al-Ghorab 法为开放式远端分流术，手术切除阴茎海绵体顶端白膜，具有较大损伤，常为次选，但是最有效的远端分流术（图 3-2-2）。

近端分流术是指在阴茎海绵体与尿道海绵体之间开窗（Quackels 法或 Sacher 分流术），或将大隐静脉与一侧阴茎海绵体吻合（Qrayhack Grayhace 式分流术）。近端分流术较远端分流术的技术要求高，并发症多，尤其是术后 ED 的发生率更高，多在远端分流失败后予以应用。

对于持续时间较长的阴茎异常勃起（超过 48 小时）或难治性阴茎异常勃起，以上分流术常难以达到满意疗效，可采用 T 形分流 + 海绵体隧道术或 Al-Ghorab 法 + 海绵体隧道术，可取得较好效果，但此类术式对海绵体有较大程度的损伤，将增加术后 ED 的发生率。目前资料表明，各种术式的成功率为 Al-Ghorab 74%，Ebbehoj 73%，Winter 66%，Quackels 77%，Grayhack 76%。近端分流 ED 的发生率为 50%，远端分流为 25% 或更低。除了远端阴茎水肿和组织

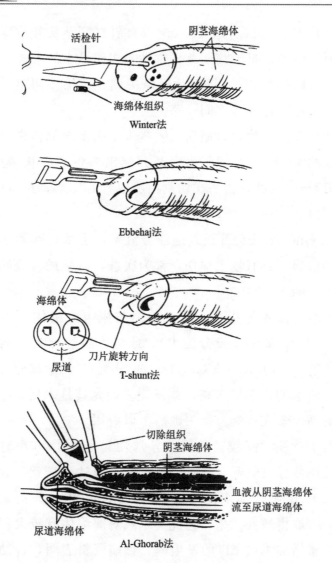

图 3-2-2 远端分流手术示意图

图片来源：Montague DK，Jarow J，Broderick GA，et al. American Urological Association guideline on the management of priapism［J］. J Urol，2003，170：1318-1324.

损伤的患者，远端分流通常可成功重新建立血液循环。Quackels 容易发生尿道瘘和化脓性海绵体炎，而 Grayhack 容易发生肺动脉栓塞。

2. 阴茎假体植入手术 缺血性阴茎异常勃起如果持续时间超过 36 小时，将会发生完全性 ED，阴茎海绵体就会发生不可逆的纤维化，分流手术主要目的是恢复疲软状态以及减轻疼痛，临床上大多数患者并不能保留勃起功能。近年来，一些研究报道缺血性阴茎异常勃起持续时间超过 36 小时，如果患者需要，可以一期行阴茎假体植入，手术治疗取得良好效果，可避免阴茎海绵体严重纤维化增加手术难度和增加并发症发生率。术前检查同缺血性阴茎异常勃起。阴茎假体植入术的非机械性并发症主要有海绵体穿孔、尿道穿孔、术后感染、阴茎破溃、阴茎头塌陷及阴茎缩短等；机械性并发症主要有泵失灵、圆柱体破裂和液体泄漏等，其中许多并发症是因为术中操作不当或忽视细节处理造成的。

3. 选择性动脉栓塞 对于经保守治疗无效且持续不能缓解的非缺血性阴茎异常勃起患者，推荐应用高选择性阴茎动脉栓塞术。该术式具有创伤小，恢复快，对日后勃起功能影响较小的优点。目前多采用微弹簧圈、明胶海绵颗粒等进行高选择性动脉栓塞，其复发率低，效果好。可先选择明胶海绵栓塞损伤血管，术前检查同缺血性，可选择性行 MRI 及 CTA 检查。术中微导管尽量超选择至假性动脉瘤破口，注意保护阴茎背动脉，保证阴茎海绵体血供，透视下缓慢注射栓塞剂时避免反流引起异位栓塞，导致 ED 可能。

开放手术现在很少应用，因为手术结扎瘘口的难度较大。术中找到瘘口是关键，术中常需要借助超声定位，术后ED 的发生率相对较高，可达 50％以上，多在二次栓塞术失败后进行。患者栓塞术后即刻至 1 周内，观察阴茎勃起状态变化。术后第 3 个月、第 6 个月随访作彩色超声检查，评价阴茎勃起功能。

第三章

睾丸疾病：睾丸扭转

◈庄　炫　王　涛

一、疾病概况

睾丸扭转（testicular torsion，TT）又称精索扭转（torsion of spermatic cord），是指睾丸和精索由于各种原因沿纵轴发生异常扭转，导致阴囊急性、严重疼痛，并且引起同侧睾丸或其他阴囊内容物发生血液循环障碍，严重时可导致睾丸缺血、梗死。

二、病因和发病机制

睾丸扭转可分为鞘膜内型，鞘膜外型，系膜型三类。具体发病原因不详，主要存在两个发病高峰期，以青春期最为常见，少数发生在围新生儿期。

具体发病机制仍未阐明，主要认为可能与下列原因相关。

1. 解剖因素　阴囊内部分精索周围缺少了适当成分，如睾丸附睾与筋膜和肌肉覆盖物之间的正常固定组织，导致"钟摆样畸形"，使得睾丸自由活动增大。

2. 季节或温度　在温差变化大的季节，随着温度变化，提睾肌会不断收缩以维持阴囊恒定温度，从而使得睾丸被迫运动增加。

3. 睡眠 睡眠期间迷走神经兴奋度增加，此外，睡眠中姿势的变动，可能引发睾丸位置的被迫转变。

4. 遗传因素 目前诸多研究提示睾丸扭转存在家族性发病率，而 Insl-3 即间质胰岛素样因子、RXFP2 基因突变等，可能与睾丸扭转存在一定相关性。

三、症状和体征

凡是阴囊疼痛患者都必须排除睾丸精索的扭转。

（一）症状

（1）典型的睾丸扭转表现最初为急性阴囊疼痛，可发生在睡眠时晨醒或剧烈运动中。此外，大部分患者既往存在偶发的、剧烈的、自限性的阴囊疼痛肿胀病史。值得注意的是，当扭转时间过长，睾丸出现坏死时，阴囊疼痛会部分缓解。

（2）常伴有恶心、呕吐，或疼痛放射至同侧下腹部，少数伴有低热等。

（3）排尿困难等其他膀胱症状常不存在。

（二）体征

1. 视诊 患侧睾丸常增大，阴囊皮肤可出现红肿等色泽改变。

2. 触诊

（1）患侧睾丸触痛明显，随着时间推移，睾丸附睾边界模糊甚至消失。

（2）部分患者可扪及横向睾丸。

（3）常发现睾丸在阴囊处于高位。

（4）精索常缩短变粗，甚至可扪及扭转结节。

（5）提睾肌反射会减弱甚至消失。

而阴囊托举征（Phehn征）阳性为睾丸扭转特有体征，即托起阴囊时，睾丸疼痛不减轻，反而因扭转程度加重使得疼痛加剧。

四、诊断

1. 症状与体征　根据症状及体征可基本确诊。

2. 彩色多普勒超声　此为首选检查。表现为睾丸血流较对侧减少或消失，阻力指数增加，而精索处出现"漩涡征"是确诊睾丸扭转的可靠指标。一旦超声提示睾丸内回声不均，患者术后睾丸发生萎缩概率将大大增加。值得注意的是，此项检查主要依赖操作者的判断，仍存在少许假阴性率。

3. 近红外光谱监测　当睾丸扭转时，组织供血供氧明显减少甚至消失，此项检查能运用红外线实时地经皮监测微循环中血红蛋白浓度的变化，进而获得组织氧饱和度（$StO_2\%$），具有无创、快速、经济等优点。

4. 阴囊镜探查　一旦怀疑睾丸扭转，尤其是辅助检查难以判断时，均应行手术探查，相比传统手术探查，阴囊镜探查具有微创、快速等优势。除应用阴囊镜外，也可选用小儿输尿管镜或F4.8可视肾镜等。缺点是无法行睾丸固定术。

5. 手术探查　在怀疑睾丸扭转时，手术探查仍为诊断金标准，不仅可明确诊断，更可进行相应处理（具体操作见治疗）。

6. 放射性核素显像　可在判断困难时选择性使用，但急诊班外时间较难开展此项检查，且阴囊壁充血可能会引起误判。

7. TWIST 评分系统　在门急诊或无彩超条件时，可根据病史及体检结果快速计算出评分。TWIST 评分范围 0～7 分，由病史及体检评估：①睾丸肿胀（2 分）；②睾丸变硬（2 分）；③提睾反射消失（1 分）；④恶心/呕吐（1 分）；⑤高位睾丸（1 分）。TWIST 评分共分三个组，低风险组≤2 分，直接排除睾丸扭转，无需行阴囊超声；高风险组≥5 分，建议直接手术探查；2 分＜中等风险组＜5 分，建议完善阴囊超声。

五、鉴别诊断

1. 附睾炎　临床表现与睾丸扭转极其相似，即阴囊肿胀，阴囊疼痛，睾丸附睾触痛等。体格检查可发现附睾局部触痛，肿大，阴囊严重水肿，界限不清。提睾反射常存在，若消失则高度提示精索扭转。当出现脓尿，细菌尿或者尿培养结果阳性，则可明确诊断。但尿液分析阴性并不能排除附睾炎，彩超和放射性核素显像检查有助于附睾炎诊断，表现为血流增加/富血供表现。

2. 睾丸附件扭转　临床表现与睾丸扭转及附睾炎相似，均表现为阴囊疼痛，程度较轻但也可剧烈。发病早期，扭转患者可表现为睾丸和附睾上极的局部触痛，并可触及触痛的结节，有时坏死的附件可通过在阴囊皮肤上表现为"蓝点征"而被发现。彩超或放射性核素显像常提示睾丸血流正常或增加，通常超声可发现肿胀的附件。该病确诊后，经过非手术治疗大多数患者均能缓解，如制动、双氯芬酸钠/塞来昔布等非甾体抗炎药。

3. 嵌顿疝 一般患者除阴囊疼痛外，还有肠梗阻等临床表现，彩超可见肠管等内容物，较易鉴别。

4. 其他阴囊疼痛疾病 由阴囊壁、阴囊皮肤或者腹股沟管损伤引起。一般通过彩超明确睾丸血供情况即可鉴别。

六、治疗要点

睾丸扭转患者，治疗目的是挽救睾丸，保护生育功能。随着扭转时间和角度的增加，睾丸及其功能的挽救成功率将极大降低。扭转 6 小时内手术治疗，保睾率可达 90%，12 小时保睾率小于 50%，24 小时保睾率小于 10%。而睾丸扭转角度越大，睾丸血供减少可能越明显。

1. 手法复位 在等待手术期间，可试行手法复位。如果无法判断扭转方向，可试行由内侧向大腿方向外旋，如初次不成功则从反方向再复位，一旦复位成功，睾丸会很快向另一个方向转动，几乎疼痛瞬间减轻，精索变长，睾丸落回阴囊内。然而，手法复位与接诊医生经验有关，且存在残余扭转可能，故无论手法复位成功与否，均建议手术探查。

2. 睾丸内固定术/睾丸切除术 常取阴囊正中切口，方便暴露两侧结构。术中对睾丸仔细检查，根据睾丸活力情况选择手术方式。判断依据：精索复位后，予以温盐水纱布湿敷 10～20 分钟或 0.25％利多卡因封闭精索以解除血管痉挛。若睾丸血供恢复，色泽红润，则采用不可吸收线将睾丸白膜与阴囊肉膜固定。如果通过上述方法仍无法判断睾丸血供情况，则可采用 Arda 三级评分系统，即切开睾丸深达髓质，观察创面的动脉血渗出情况。Ⅰ级：切开后立即出现；Ⅱ级：切开后 10 分钟内出现；Ⅲ级：10 分钟内不出现。对于Ⅰ、Ⅱ级的睾丸可以保留，Ⅲ级则予以睾丸切除。

3. 睾丸假体植入术　对于睾丸坏死需行睾丸切除患者，术中可根据患者家属意愿及医疗条件选择，主要是保持满意的阴囊外观及患者正常心理状态，也可避免再次麻醉和手术的概率。

4. 对侧睾丸探查及固定术　由于目前睾丸扭转发病原因不清，一旦发生扭转，后果严重。此外，解剖变异或诱因等因素的影响多为双侧。故建议术中同时行对侧睾丸探查及固定术。

5. 缺血再灌注治疗（保留睾丸患者）　目前针对术后缺血再灌注的治疗主要停留在动物实验上，在临床应用报道的较少。如抗氧化剂和氧自由基清除剂类、维生素 E、非甾体抗炎药、PDE5 抑制剂、亚低温（30～32℃）联合地塞米松、依达拉奉注射液、辛伐他汀等，都表现出对缺血再灌注导致的氧化损伤具有积极作用。

七、术后随访

睾丸扭转后缺血以及缺血再灌注均会引起睾丸损伤，血—睾屏障被破坏，从而引发自身免疫性反应乃至影响对侧睾丸的生精功能。

因此，睾丸扭转手术保留或切除睾丸后，仍需间断随访，尤其是对于未生育患者，需复查彩超明确睾丸有无萎缩，复查精液常规，睾酮及抑制素 B 等。

第四章

前列腺疾病：急性细菌性前列腺炎

◈ 易发现

一、疾病概况

急性细菌性前列腺炎是前列腺的急性感染，会导致盆腔疼痛和尿路症状，比如排尿困难，尿频和尿潴留，还会导致全身症状，比如发热、寒战、恶心、呕吐和不适。尽管其发病率不清楚，但估计急性细菌性前列腺炎约占前列腺炎的10%。发病高峰年龄是20～40岁男性以及70岁以上的老年男性。

二、病因和发病机理

多数急性细菌性前列腺炎是逆行尿路感染或前列腺内反流导致的，而许多危险因素有利于感染的发生。导致急性前列腺炎的危险因素包括：良性前列腺增生、泌尿生殖道感染、附睾炎、睾丸炎、尿道炎、尿路感染、不洁性交史、免疫低下、包茎、前列腺操作、膀胱镜、经直肠前列腺穿刺、经尿道手术、留置导尿、尿流动力学检查、尿道狭窄等。

大多数急性细菌性前列腺炎是社区获得性，但有些发生在经尿道操作后，比如导尿，膀胱镜或经直肠前列腺活检后。偶尔情况下，细菌性脓毒症经血行或淋巴途径也可以导致急性细菌性前列腺炎。社区获得性感染的急性前列腺炎比医源性感染导致的急性前列腺炎发生率高 3 倍。

急性细菌性前列腺炎最常见的致病菌是大肠杆菌，接下来是铜绿色假单胞菌、克雷伯菌、肠球菌、肠杆菌、变形杆菌和沙雷氏菌。在性旺盛男性中，需要考虑淋病奈瑟菌和沙眼衣原体的感染。免疫低下的患者，比如 HIV 患者，病原菌往往不同一般，比如沙门氏菌、念珠菌和隐球菌。经尿道操作后发生的感染菌一般是假单胞菌属，对头孢菌素类和碳青霉烯类有较高的耐药率。经直肠前列腺活检会导致前列腺感染。

围手术期抗生素的应用使前列腺炎的发生率降低到 0.67%～2.10%，但耐氟喹诺酮类细菌导致的前列腺炎的发生率增加。

三、诊断

1. 症状和体征 急性细菌性前列腺炎的患者常表现为刺激症状的急性发作，如排尿困难、尿频、尿急，或伴梗阻症状，如排尿踌躇、尿不尽、尿无力等。患者诉耻骨上区、直肠或会阴疼痛，也可表现为射精痛、血精、大便疼。当出现全身症状如发热、寒战、恶心、呕吐和全身不适时，医生应考虑是否有脓毒症的发生。

查体包括腹部检查，可发现耻骨上膀胱区叩浊。其他包括生殖器检查和直肠指检。直肠指检应轻柔，因为前列腺按摩可能会导致菌血症，然后就是脓毒症。急性细菌性前列腺炎患者的前列腺往往肿大、质软、触痛明显。可使用超声检查排尿后膀胱残余尿来大致评估下尿路梗阻情况。

2. 检验 典型的急性前列腺炎通过病史和查体即可诊断。使用抗生素前需要完成尿液分析和中段尿培养。体温超过 38.4℃ 的患者需要做血培养。虽然血、尿培养有助于疾病的诊断和治疗，但超过 35% 的患者尿培养结果阴性。对于性病可能的患者应该用分泌物做涂片和培养，以评估性病相关的病原菌。前列腺按摩前后的尿液分析（Meares－Stamey 2 杯或 4 杯法）适用于慢性前列腺炎患者，急性细菌性前列腺炎患者不适合该检查，因为前列腺按摩使患者发生菌血症、脓毒血症的风险增加。

3. 影像学检查 急性前列腺炎的诊断和评估一开始并没有必要行影像学检查。当诊断不明时或对足量抗生素治疗无明显治疗反应时才考虑。患者发热超过 36 小时或症状没有明显改善时需要行经直肠前列腺超声检查来评估前列腺脓肿。平扫 CT 或磁共振也是有效的评估手段。应避免前列腺穿刺活检以免感染加重。

一些疾病的鉴别诊断见表 3-4-1。

表 3-4-1　急性细菌性前列腺炎鉴别诊断要点

疾病	鉴别要点
良性前列腺增生	梗阻性排尿症状；前列腺增大，触摸无疼痛；尿培养阴性
慢性细菌性前列腺炎	前列腺炎症状反复发作大于 3 个月；前列腺按摩后尿培养阳性
慢性盆腔疼痛综合征	可归结于前列腺的疼痛，没有感染证据
膀胱炎	刺激性排尿症状；前列腺检查无异常

续表

疾病	鉴别要点
附睾炎	刺激性排尿症状；触痛明显
睾丸炎	患侧睾丸肿、疼和触痛
直肠炎	里急后重；直肠出血；直肠充盈感
前列腺癌	直肠指检有前列腺硬节；MRI 提示外周带低回声带或灶；骨扫描可能骨转移

四、治疗

急性前列腺炎的治疗应基于症状的严重程度、危险因素、抗生素耐药情况等。多数患者门诊使用抗生素，不到六分之一的患者需要住院治疗。下列情况考虑入院治疗：门诊治疗失败，不能耐受口服抗生素，有耐药风险（最近使用过氟喹诺酮，最近有经尿道或经直肠前列腺操作），存在系统性疾病、尿潴留、败血症等。

刚开始经验性抗生素治疗应基于感染原因和可能的病原菌。抗生素应根据血或尿培养结果进行调整。在治疗小于 35 岁的性旺盛男性和大于 35 岁但可能有不洁性交史的男性时，应考虑有淋球菌或沙眼衣原体感染的可能。

轻微前列腺感染时，抗生素治疗的疗程为 10～14 天（如果治疗结束后患者仍有相关症状，抗生素可以延长使用 2 周）；严重感染时，抗生素使用 4 周。发热患者一般在使用抗生素 36 小时后停止发热。此外，需要经直肠前列腺超声、CT 或 MRI 等检查来排除前列腺脓肿。感染改善、发热停止后抗生素改口服继续使用 2 到 4 周，抗生素停止使用 1 周后行尿培养检查以确保感染已经治愈。

支持治疗包括解热镇痛和补液。约 10％ 的急性前列腺炎患者发生急性尿潴留。解决排尿困难是控制感染和减轻疼痛的重要措施。膀胱造瘘能缓解患者的感染，但留置尿管是缓解梗阻更简便的方法。

急性前列腺炎患者中前列腺脓肿发生率 2.7％。发生前列腺脓肿的风险因素有长时间留置导尿、经尿道检查或治疗、糖尿病和免疫力低下等。当急性前列腺炎伴前列腺脓肿形成时，可以根据脓肿大小和病情选择时机行超声引导下前列腺脓肿穿刺术。穿刺得到的脓液常规送检细菌培养。穿刺结束后是否要留置引流管没有一致意见，一般认为如果脓肿大、脓液多可以经会阴留置引流管，待脓液明显减少后拔除。病情平稳后，如果脓肿局限且靠近前列腺尿道，行经尿道前列腺电切术行内引流术也能治愈脓肿。

约 13％ 的急性前列腺炎患者复发，需要较长时间使用抗生素。如果患者症状持续或反复，需要重复检查尿培养和药敏实验，根据结果调整抗生素。3 个月后，如果症状依然存在或反复，医生应依据慢性前列腺炎相关指南进行治疗。大约 1/9 的急性前列腺炎患者发展为慢性细菌性前列腺炎或慢性盆腔疼痛综合征。

急性前列腺炎治疗流程见图 3-4-1，急性前列腺炎抗生素使用方案见表 3-4-2。

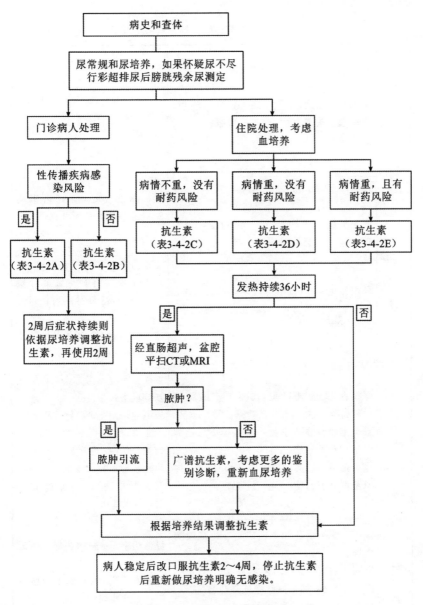

图 3-4-1　急性前列腺炎治疗流程图

表 3-4-2　急性前列腺炎抗生素使用方案

方案编号	方案内容	替代方案
A	单剂量头孢曲松钠 250 mg 肌肉注射，或单剂量头孢克肟 400 mg 口服；然后多西环素 100 mg 口服，每天 2 次，10 天	—
B	环丙沙星 500 mg 口服，每天 2 次，10～14 天；或左氧氟沙星 500～750 mg 口服，每天 1 次，10～14 天	甲氧苄啶 160 mg 或新诺明 800 mg 口服，每天 2 次，10～14 天
C	环丙沙星 400 mg 静脉注射，每天 2 次；或左氧氟沙星 500～750 mg 静脉注射，每天 1 次	头孢曲松钠 1～2 g 静脉注射，每天 1 次，加上左氧氟沙星 500～750 mg 静脉注射，每天 1 次；或哌拉西林/他唑巴坦静脉注射，每 6 小时 3.375 g
D	哌拉西林/他唑巴坦，3.375 g 静脉注射，每天 4 次，加上氨基糖甙类*；或头孢噻肟静脉注射，每 4 小时 2 g，加氨基糖苷类药物*；或头孢他啶静脉注射，每 8 小时 2 g，加氨基糖苷类药物*	氟喹诺酮（参考方案 C）加氨基糖甙类药物*；或厄他培南 1 g 静脉注射，每天 1 次；或亚安培南/西斯他丁 500 mg 静脉注射，每天 4 次；或美罗培南 500 mg 静脉注射，每天 3 次
E	氟喹诺酮类耐药和产超广谱 β-内酰胺酶大肠杆菌 哌拉西林/他唑巴坦静脉注射，每 6 小时 3.375 g，加上氨基糖甙类药物* 吡肟静脉注射，每 12 小时 2 g**	厄他培南 1 g 静脉注射，每天 1 次；或亚安培南/西斯他丁静脉注射，每 6 小时 500 mg

续表

方案编号	方案内容	替代方案
E	**假单胞菌** 哌拉西林/他唑巴坦静脉注射，每 6 小时 3.375 g**； 或头孢他啶静脉注射，每 8 小时 2 g**； 或头孢吡肟静脉注射，每 12 小时 2 g**	氟喹诺酮（参考方案 C）**； 或亚安培南/西斯他丁静脉注射，每 6 小时 500 mg； 或美罗培南静脉注射，每 8 小时 500 mg
	氟喹诺酮耐药 哌拉西林/他唑巴坦静脉注射，每 6 小时 3.375 g**； 或头孢他啶静脉注射，每 8 小时 2 g**； 或头孢吡肟静脉注射，每 12 小时 2 g**	头孢曲松 1 g 静脉注射，每天 1 次； 或厄他培南 1 g 静脉注射，每天 1 次

* **给药说明**：庆大霉素静脉注射，每 24 小时 7 mg/kg，峰值 16～24 μg/mL，谷值低于 1 μg/mL；阿米卡星静脉注射，每 24 小时 15 mg/kg，峰值 56～64 μg/mL，谷值低于 1 μg/mL。
** 如果患者临床不稳定，应添加氨基糖苷类药物。

五、预防

虽然对于如何预防社区获得性急性细菌性前列腺炎没有一致意见，但是减少不必要的涉及前列腺的操作和手术可以避免医源性急性前列腺炎，比如留置导尿和经直肠前列腺穿刺活检，前列腺穿刺前使用抗生素可以减少穿刺后并发症如急性前列腺炎。其他预防方法包括减少氟喹诺酮耐药和产超广谱 $\beta-$内酰胺酶大肠杆菌感染。经直肠前列腺穿刺前一天两次口服环丙沙星 500 mg，穿刺当天再口服同样剂量的环丙沙星，这是预防前列腺穿刺导致急性前列腺炎的有效方法。有研究提示术前灌肠不能降低急性前列腺炎的发生率。对于可能有氟喹诺酮耐药菌感染的患者，术前粪便培养可以指导感染后抗生素的使用。此外，对于糖尿病患者，控制好血糖也是避免急性前列腺炎的重要方法。

第五章

阴囊疾病

◈双卫兵 崔 帆 刘 春 颉红杰

第一节 阴囊丹毒

一、疾病概况

阴囊丹毒（erysipelas scrotum）是由溶血性链球菌引起的阴囊皮肤及皮内网状淋巴管的急性感染。多发生于年迈体弱者。通常起病急，蔓延快，治愈后容易复发。

二、病因和发病机理

致病菌常为溶血性链球菌。

致病菌由阴囊皮肤的破损处侵入，经阴囊组织的淋巴间隙进入网状淋巴管内，进而引起淋巴管及其周围的急性炎症。机体抵抗力低下（营养不良、慢性肝病、糖尿病等）可成为其促发因素。

三、症状和体征

本病起病急，阴囊局部可见界限清楚的皮肤红肿，病灶部位高出正常皮面，手指压迫可使皮肤红色消退，去除压迫后红色很快恢复。病变部位有灼烧样疼痛。可伴有腹股沟淋巴结肿大、疼痛，同时可合并头痛、高热、寒战、食欲不振等症状。本病出现组织坏死或化脓的情况较少。

四、诊断和治疗要点

1. 诊断 一般根据其病变局部皮损特点、结合全身表现即可确诊。血细胞分析可见白细胞升高，中性粒细胞比例增高。致病菌培养、阴囊彩超检查有助于进一步明确诊断。本病需与阴囊蜂窝组织炎相鉴别。

2. 治疗

（1）一般治疗。患者需卧床休息，并将阴囊局部抬高。可用 50％硫酸镁湿敷病变部位，也可用蒲银散等中药膏剂局部外涂。有发热者可给予物理降温，也可使用退热药物。疼痛严重者可行止痛治疗。

（2）抗感染治疗。主张早期使用足量的有效抗生素治疗。可应用青霉素或头孢菌素等抗生素，通常需口服药物7～14 天，严重者可考虑采用静脉给药。

第二节 阴囊急性蜂窝组织炎

一、疾病概况

阴囊急性蜂窝组织炎（acute cellulitis of scrotum）是一种由细菌感染引起的、发生于阴囊皮肤及皮下的急性弥漫性化脓性炎症，是阴囊部位较常见的非特异性感染。本病起病急，进展迅速，以阴囊剧烈疼痛、皮肤红肿，而睾丸不肿大为特点。患者可伴寒战、高热等全身中毒症状。本病应及时控制感染，以防止其发展为阴囊脓肿，若形成脓肿，则需早期行切开引流术，以免组织破坏，毒素吸收，导致更加严重的后果。

二、病因和发病机制

本病为阴囊壁皮肤及皮下的广泛性化脓性炎症。致病菌为溶血性链球菌、金黄色葡萄球菌或厌氧菌等。

阴囊皮肤皱襞多，富含汗腺，细菌易在此停留繁殖。若阴囊部有创口，细菌即可侵入，加之阴囊皮肤组织疏松，且溶血性链球菌可产生链激酶、透明质酸酶等，使感染更易扩散，进而迅速形成弥漫性肿胀。感染大部分为原发性，也可为继发性，即其他部位局部化脓性感染经淋巴系统或血行传播造成的感染。

尿失禁、尿外渗、附睾炎、糖尿病患者易发生阴囊感染。

三、症状和体征

本病以青壮年多发，老年人相对较少。起病急骤，进展迅速。临床表现为突发的阴囊剧烈疼痛，局部红肿，并迅速向四周扩散，病变区与正常皮肤无明显分界，触之发硬、发烫并有明显压痛，感染严重时会有阴囊皮肤坏死、溃疡形成或脓肿形成。可伴双侧腹股沟淋巴结肿痛及寒战、高热、疲乏无力等全身症状。本病可并发阴囊坏疽、转移性脓肿及败血症等。

本病主要体征为单侧或双侧阴囊皮肤弥漫性红肿，局部有硬结，触痛明显，但睾丸大小正常。双侧腹股沟淋巴结可触及肿大、压痛，严重时可见阴囊皮肤紫黑，破溃渗出，或有脓液流出。

四、诊断和治疗要点

1. 诊断 根据其临床表现多可明确诊断。血细胞分析白细胞计数明显增高，且伴有核左移。局部穿刺抽吸和皮肤活检通常是不必要的。感染严重或抗生素治疗无法控制病情发展时，应进行细菌培养和药敏试验。

本病需与阴囊丹毒鉴别，对于严重的阴囊蜂窝组织炎应与阴囊坏疽鉴别。

2. 治疗

（1）一般治疗。患者需卧床休息，并将阴囊垫高促进水肿的消退，疼痛剧烈者可口服止痛药物。对于存在泌尿生殖系统疾病、糖尿病的患者应积极治疗原发病。

（2）抗感染治疗。本病宜积极进行抗感染治疗。一般选择抗菌谱较广的抗生素。必要时可几种抗生素联合应用。感染严重或经验性使用抗生素治疗无法控制病情发展时，可根据药敏试验的结果选择病原菌敏感的抗菌药物。

（3）外科手术治疗。对于阴囊蜂窝织炎引起阴囊皮肤组织坏死或脓肿形成的患者，应及早切除坏死组织或作广泛的脓肿切开引流术。

第三节　阴囊特发性坏疽

一、疾病概况

阴囊特发性坏疽（idiopathic gangrene of the scrotum），又称感染性坏疽性筋膜炎。1886 年 Fournier 首先描述过该病，故也称为 Fournier 坏疽。该病是由于细菌感染而导致阴囊皮下组织血管栓塞，造成皮肤、筋膜坏死的一种急性病变。可发生于阴囊、阴茎、会阴、肛周区域及腹壁组织。

本病好发于中年男性，青年人少见。具有起病急骤、进展迅速及临床病死率高的特点。该病为泌尿外科罕见疾病之一，若处理不当或不及时可危及患者生命。

二、病因和发病机制

既往认为特发性坏疽是病因不明的特发性感染。现认为 75％以上的患者是继发于泌尿系统疾病、肛门直肠周围感染、骶部感染，也可由于泌尿生殖系统检查或治疗后局部损伤感染控制不佳导致。

本病大多数是混合感染。常见的致病菌有金黄色葡萄球菌、溶血性链球菌、厌氧链球菌、大肠杆菌、变形杆菌及各种拟杆菌。感染多以厌氧菌为主。本病发生发展过程中，需氧菌可引起血小板凝集，而厌氧菌有产生肝素的倾向，两者加速了小血管内凝血，造成阴囊部位小血管内血栓形成。

本病的本质是坏死性筋膜炎，感染可累及阴囊的浅筋膜和深筋膜。由于阴囊缺乏皮下脂肪，一旦筋膜坏死，可致睾丸、精索裸露。好在睾丸的血供来自于腹主动脉，所以尽管阴囊皮肤坏死严重，但睾丸、阴茎白膜和海绵体一般不受累。

糖尿病、酗酒、肝硬化、营养不良及免疫功能低下是本病的易患因素。

三、症状及体征

特发性阴囊坏疽多在无明显诱因下突然发病，常于睡眠中因局部疼痛而惊醒。早期通常表现为阴囊红肿、疼痛，进而皮肤病变范围迅速扩大，局部颜色转变为暗红色或暗紫色，触痛明显，可有皮下积气的体征。起病1~3天左右就可有阴囊皮肤坏死，大多数坏死仅累及阴囊，少数可有阴囊、阴茎同时受累，重症者会阴部和腹前壁亦可受累。皮肤破溃坏死区域可伴有大量脓液流出，脓液黄色、恶臭。阴囊皮肤坏死脱落可导致睾丸、精索裸露。若厌氧菌大量繁殖，可引起皮下积气，查体可有明显的捻发音及握雪感。

本病常伴有明显全身症状，如发热、寒战、恶心、呕吐、精神萎靡和休克，若疾病控制不佳，后期可进展为高热、寒战、呼吸窘迫、水电解质紊乱及脓毒血症休克等。

四、诊断和治疗要点

(一)诊断

依据其典型症状和体征诊断本病并不困难，但是对本病的早期诊断至关重要。实验室检验并非特异，血细胞分析检查可见血白细胞明显升高并有核左移现象；血细菌培养可见多种混合细菌，但在细菌培养之前往往就已经使用了抗菌药物，因此细菌培养常呈阴性。超声检查可发现阴囊皮下积液或积气，但睾丸，附睾相对正常；X线检查可见阴囊软组织内气体影；CT检查可显示病变的皮肤弥漫性水肿增厚，睾丸周围积液，阴囊壁内有气体。CT的优势还在于可以了解是否有腹膜后脓肿及腹腔脓肿，以便明确清创的范围。

（二）治疗

早期诊断，尽早开始支持、抗感染措施，积极控制原发病，遵循局部联合全身治疗的原则。

1. 局部治疗 治疗特发性阴囊坏疽的关键是早期彻底清创。

（1）清创时应不论是否有明显皮肤坏死，只要阴囊出现波动感，就应多部位切开减压及彻底清除坏死组织，直至皮肤与皮下组织不易分离处，并可使用3%过氧化氢＋甲硝唑＋生理盐水冲洗，放置引流管引流；

（2）由于阴囊坏疽的组织坏死程度可能不一致，有时需要重复清创；

（3）在阴囊清创的同时，应注意排除腹膜后脓肿及腹腔脓肿的可能，尤其是患者在多次清创后仍没好转或出现睾丸坏死，应考虑行剖腹探查；

（4）如果存在尿道病变、结直肠病变暂时无法处理的，应考虑尿液转流、粪便转流，待病情好转后再二期处理，力争使阴囊皮肤的坏死控制在最小范围内；

（5）坏死皮肤造成面积较大缺损者可考虑皮瓣转移修复或植皮术。

（6）会阴部较为私密，术后要保持敷料的清洁、干燥、舒适，注意观察外露的睾丸及会阴部皮肤颜色、创面大小、血运情况及有无新肉芽组织生长，皮肤移植者还要观察阴囊移植处皮肤颜色、温度，并抬高阴囊，防止水肿。

2. 全身支持治疗

（1）根据本病需氧菌和厌氧菌混合感染的特点，通常采用广谱抗生素联合应用，可选用第三代头孢菌素＋甲硝唑＋氨基糖苷类抗生素三联治疗，以后根据药敏结果调整。需要注意的是，当培养结果是阴性或厌氧菌培养结果是阴性时，不应立即停用抗生素或停用抗厌氧菌的抗生素。

（2）全身状况差，免疫功能低下的患者，要积极纠正和维持水电解质平衡，保证充足的热量和蛋白质供应，必要时适当输注白蛋白及新鲜全血。

（3）适量应用糖皮质激素，降低细胞溶酶体破裂及组织自溶，以利于皮肤坏死范围局限和创面愈合。

（4）高压氧作为一种辅助性的治疗方法应用于阴囊坏疽，可以促进感染的控制和伤口愈合。

（5）阴囊坏疽好发于慢性酒精中毒、糖尿病、营养不良及免疫障碍的患者。因此，对患者进行健康教育，指导其建立健康的生活方式，养成良好的卫生习惯，合理膳食，增加营养，提高机体免疫力也很重要。此外，对于糖尿病患者，积极控制血糖也是疾病治疗的重要内容。

附　阴囊蜂窝组织炎、阴囊丹毒、阴囊坏疽的鉴别诊断见表 3-5-1。

表 3-5-1　阴囊蜂窝织炎、阴囊丹毒、阴囊坏疽的鉴别诊断

	主要症状、特点
阴囊丹毒	起病急，进展迅速，阴囊局部皮肤红肿，高出皮面，边界清楚，不易产生脓肿和组织坏死。可伴全身中毒症状及两侧腹股沟淋巴结肿大、疼痛
阴囊蜂窝组织炎	起病急，阴囊剧烈疼痛，红肿，受感染皮肤与正常皮肤分界不清，病变中央常因缺血而坏死。可伴全身中毒症状及两侧腹股沟淋巴结肿痛
阴囊坏疽	起病急，突发阴囊剧痛，病变皮肤红肿、发亮，后转而变成暗红、暗紫或紫黑色，病变组织内有气体聚集，触之有捻发音。同时伴有难闻的恶臭味。病变可累及皮肤全层，皮肤坏死脱落可使睾丸及精索裸露。多数患者存在畏寒、高热、恶心、呕吐等全身症状。如果不能获得及时的治疗，常常会导致患者死亡

第六章

男科手术后并发症

第一节　尿　潴　留

◈董　锐　徐　华

一、疾病概况

尿潴留分为急性尿潴留和慢性尿潴留。手术后发生尿潴留为急性尿潴留（acute urinary retention，AUR），是指急性发生的膀胱充盈而无法排尿，常伴随由于明显尿意而引起的疼痛和焦虑。急性尿潴留可分为诱发性 AUR 和自发性 AUR。常见 AUR 的诱因包括：全麻或区域麻醉，下腹及会阴部手术后，阴茎阴囊手术术后，膀胱过度充盈，尿路感染，前列腺炎症，使用拟交感神经药或抗胆碱能神经药等。自发性 AUR 常无明显诱因。

二、病因

梗阻性因素：机械性梗阻（如尿道狭窄、血块或结石堵塞）或动力性梗阻导致的尿流阻力增加。

神经性因素：支配膀胱排尿的感觉或运动神经受损（如盆腔手术、糖尿病等引起）。

肌源性因素：膀胱过度充盈（如麻醉状态下）。

其他因素：如下腹及会阴部手术、阴茎阴囊手术术后疼痛、术后排尿体位不适等。

三、诊断

（一）临床表现

术后尿潴留表现为拔除尿管后膀胱内充满尿液不能排出，患者下腹部胀痛难忍，辗转不安，有时从尿道溢出部分尿液，但不能减轻下腹疼痛。

（二）体格检查

1. 视诊　除特别肥胖外，多能在耻骨上区见到过度膨胀的膀胱；部分患者可见充溢性尿失禁、尿道外口狭窄；部分患者可见包茎或包皮嵌顿、包皮口狭窄。

2. 触诊　下腹部耻骨上区可触及胀大的膀胱，除部分神经源性膀胱外，压之有疼痛及尿意感。注意腹部其他包块情况，如应鉴别下腹部及盆腔肿物的性状及其可能的来源如膀胱巨大肿瘤、肠道肿瘤等，必要时采取双合诊。

3. 叩诊　胀大的膀胱在耻骨上区叩诊为浊音，有时可胀至平脐。移动性浊音可判断有无腹水，应在排空膀胱尿液后进行。

4. 直肠指诊　最好在膀胱排空后进行。直肠指诊可了解肛门括约肌张力情况、肛管感觉、直肠内有无肿瘤或粪块。还可了解是否存在前列腺增生、前列腺癌、前列腺脓肿等。

（三）影像学检查

经腹部超声检查可以了解泌尿系统有无积水或扩张、结石、占位性病变等，前列腺形态、大小、有无异常回声、突入膀胱的程度等。此外，在患者急性尿潴留解除，能自行排尿后，可行 B 超残余尿量测定。

四、治疗

治疗原则是解除梗阻，引流尿液，恢复排尿。恢复排尿后，再针对不同的病因进行治疗。

（一）导尿术

导尿术是解除急性尿潴留最简便的方法，即严格无菌条件下经尿道插入导尿管。尿潴留的病因短时间内不能解除者，需留置导尿管持续引流。若不能插入导尿管，可采用粗针头耻骨上膀胱穿刺吸出尿液，暂时缓解患者的痛苦。如需持续引流，可在局麻下行耻骨上膀胱穿刺造瘘术。放尿时应间歇缓慢放出，每放出 200 mL 尿液后夹闭引流管 20～30 分钟，反复多次直至排空膀胱。

（二）病因治疗

术后尿潴留的病因包括：麻醉药物代谢因素，血凝块阻塞尿道，前列腺增生引起尿路梗阻等。治疗方法包括：维护生命体征平稳，等待药物代谢完全；手术区充分引流或手术清除血凝块；因前列腺增生引起的术后尿潴留，留置导尿管 1 周后试行拔除导尿管。对于反复尿潴留的前列腺增生患者，建议手术治疗。

（三）药物治疗

在急性尿潴留时，因病情紧急，感觉痛苦，尿液引流是首选，药物治疗仅作为尿液引流的辅助治疗，或者在患者拒绝导尿或不适合导尿的情况下使用。根据急性尿潴留的发生机制，目前能用于治疗尿潴留的药物主要包括松弛尿道括约肌的 α 受体阻滞剂类药物和增强膀胱逼尿肌收缩的拟副交感神经类药物。

1. α 受体阻滞剂　α 受体阻滞剂能松弛前列腺和膀胱颈等部位平滑肌，缓解因逼尿肌外括约肌协同失调或尿道外括约肌痉挛所致的尿道梗阻，主要用于缩短急性尿潴留后导尿管的留置时间，以及避免急性尿潴留复发。根据尿路的选择性可将 α 受体阻滞剂分为非选择性 α 受体阻滞剂（酚苄明）、选择性 α_1 受体阻滞剂（多沙唑嗪、特拉唑嗪）和高选择性 α_1 受体阻滞剂（坦索罗辛）。目前临床应用的主要药物为选择性和高选择性 α_1 受体阻滞剂。使用过程中应注意眩晕、体位性低血压、恶心呕吐等不良反应。

2. 拟副交感神经节药物　作用于膀胱逼尿肌的胆碱能神经，可用于手术后或产后的急性尿潴留，主要适用于非梗阻性急性尿潴留、神经源性和非神经源性逼尿肌收缩乏力等。此类药物包括：氨甲酰甲胆碱、新斯的明、氯化氨甲酰胆碱、双吡己胺等。氨甲酰甲胆碱、新斯的明和酚苄明配合使用效果更好。此类药物静脉或肌肉使用时应注意有心跳骤停的可能。

（四）其他治疗

1. 开塞露 可直接刺激直肠壁，通过神经反射引起排便，与此同时引起膀胱逼尿肌强力收缩，括约肌松弛，辅以膈肌以及腹直肌收缩，通过这一系列反射，使腹内压和膀胱内压增高，引起排尿。使用开塞露灌肠，可以缓解儿童的急性尿潴留，但对前列腺增生患者行男科手术后所致急性尿潴留不推荐使用。

2. 针灸 针灸对解除麻醉所致逼尿肌收缩乏力导致的急性尿潴留有一定治疗效果。针刺部位可取合谷、三阴交、足三里等穴位，也可以采用新斯的明穴位注射，效果更明显。

第二节　出　　血

◈董　锐　叶章群

男科手术范围广，涉及组织器官多，由于特殊的解剖位置和丰富的血供，术后出血是常见的并发症。

一、病因

其原因较多，归纳起来有以下几点。

（1）术前评估因素。术前评估不完善，对术后出血风险估计不足。

（2）术中处理因素。术中止血不彻底，或解剖关系不熟悉，例如前列腺根治性切除术中对背深静脉复合体（DVC）的处理不当。

（3）术后护理因素。术后护理不规范，例如不合适的体位，不当的下床活动时机等。

二、诊断

（1）术后出血常有相应的症状或体征，如皮肤瘀斑、皮下血肿或切口出血，出血较多时患者会出现失血表现，严重时可有休克表现。

（2）影像学检查。彩色多普勒检查可清晰显示血肿范围、空腔脏器内（如膀胱）血凝块大小以及周围有无血流信号等，因其无创且准确率高，可作为首选。其他检查还包括CT 和 MRI 等。

三、常见男科手术后出血及治疗

（一）包皮环切术后出血

包皮过长和包茎均为包皮环切术的适应证，施行此手术的人群众多，应特别注意术后并发症的预防和处理。出血是包皮环切术最常见的并发症，行传统包皮环切术时，若被切断的皮下血管退缩，术中和术后可形成血肿，在血肿内找寻血管断端往往较困难。在环切包皮后，应将外板向近端翻开，观察出血情况，并用缝线结扎全部出血点。包皮系带处血管丰富，不易钳扎，需作跨过系带的 U 形缝合。术后如发现有轻度皮下出血与血肿或纱布渗血，可予以局部加压包扎止血。一旦发现明显的出血或皮下血肿时，应即刻到医院处理，在良好麻醉下拆除切口缝线，清除血凝块并彻底结扎出血点。

（二）阴茎异常勃起术后出血

手术治疗的目的是分流海绵窦内的血液，提高海绵体动脉－海绵窦间的压力梯度，恢复正常的海绵体动脉血液灌注，防止海绵体组织进一步的缺血性损害。常用的分流手术包括阴茎海绵体与尿道海绵体分流术、大隐静脉阴茎海绵体分流术、阴茎头与阴茎体分流术、阴茎海绵体与阴茎背深或浅静脉分流术等。术后出血的治疗措施有：①局部压迫；②切开引流；③手术止血。

（三）阴茎癌术后出血

阴茎癌手术常采用的手术方式为阴茎部分切除术和阴茎全切术。术中均应将阴茎背动脉和阴茎背深静脉主要分支予以分离，分别进行结扎切断。术后出血表现为皮肤瘀斑、皮下血肿或切口出血。主要是由于阴茎背血管结扎线松脱、阴茎海绵体断端或尿道海绵体断端止血不彻底等因素引起。术中需要牢固结扎血管、仔细止血。若重建的尿道外口边缘出血，可采用压迫止血，或在皮肤尿道边缘缝合止血；皮下血肿较小时可以局部压迫止血，若形成的血肿较大或进行性增大时，则建议拆除缝线，清除血肿，找到出血部位后进行彻底止血。

（四）尿道结石术后出血

尿道结石比较少见，常见于膀胱结石排出时停留、嵌顿于尿道，好发部位为前列腺部尿道、球部尿道、舟状窝及尿道外口，少数为发生于尿道狭窄处、尿道憩室中的结石。大部分后尿道的结石可先推至膀胱再行钬激光或气压弹道碎石治疗，类同膀胱结石的腔内治疗方法。术后的主要并发症是尿道狭窄和出血，术后留置导尿管可以减少尿道狭窄的发生。针对术后出血，主要治疗措施包括充分引流，持续膀胱冲洗，选用合适的尿管，适当牵拉以压迫创面止血，一般出血可自行停止。若持续大量出血，可行经尿道内镜下清除血凝块并电凝止血。其他治疗包括适当使用抗生素和止血药物，指导患者卧床，大量饮水等。

（五）阴囊及其内容物术后出血

阴囊及其内容物术后出血多由术中止血不彻底、分离范围广等因素所致。阴囊内少量出血、小血肿，可通过通畅引流或抽液、阴囊冷敷及加压等进行治疗。如术后阴囊进行性增大或伤口引流有血液流出，则应拆除缝线、清除血肿、彻底止血并放置引流条。

（六）前列腺增生手术后出血

良性前列腺增生是老年男性常见病，其手术方式也经历了从开放到微创的历程，经尿道前列腺切除术（TURP）作为经典的术式，具有里程碑式的意义。近年来广泛开展的经尿道前列腺剜除术通过改变切割方法，将前列腺沿外科包膜平面进行剥离和剜除，具有切除前列腺组织更完整、术后复发率低、术中出血少等特点。不论采用何种术式，术后出血都是较严重的并发症，为避免术后因出血再次手术，术中应做到及时而准确地止血。出血点周围腺体组织不平整往往会影响止血效果，应将周围组织切除平整后再彻底止血。术中切除过深伤及静脉窦时，出血量可能较大，一般电凝止血效果不理想，应尽快结束手术，采用导尿管气囊牵拉压迫止血。术后如果出血量较大，或膀胱内形成大量血凝块导致膀胱填塞，或判断为动脉出血，导尿管气囊压迫效果不理想时，需及时再次手术直视下止血、清除膀胱内积血。

（七）前列腺癌根治术后出血

前列腺血供丰富，术中血管处理不当可导致出血，影响视野和手术进度，亦可引起术后出血、局部积血或形成血肿。出血往往来源于背深静脉丛和前列腺侧血管蒂，术中一般建议"8"字缝合背深静脉丛，可达到有效防止出血的作用。处理前列腺侧血管蒂时，使用超声刀紧贴包膜离断可有效减少出血。损伤前列腺表面血管，或在缝合背深静脉复合体时出血，可用双极电凝止血，如果效果不好，勿用双极电凝反复止血，否则易造成术后尿失禁，此时可提高气腹压至20 mmHg止血或用纱布压迫止血，切下前列腺后再缝合背深静脉复合体。术后少量出血可予以止血药对症治疗，血尿明显时可牵引导尿管用胶布固定于大腿内侧，使其球囊压迫膀胱颈尿道吻合口、盆底肌群、阴茎背深静脉丛，从而帮助止血。如术后出血量大导致血流动力学发生变化则需要立即输血，并进行再次手术或介入止血。

（八）腹膜后淋巴清扫术后出血

腹膜后淋巴清扫术手术指征为原发性睾丸非精原细胞性生殖细胞肿瘤Ⅰ～Ⅱb期。因手术范围较大，不同患者血管结构可能存在变异，因此术中容易发生血管损伤大出血，常见的有腰血管损伤，还可能发生肾蒂血管、腹部大血管等的损伤。无论在开放手术还是腔镜手术下，对于小血管的损伤，可通过局部压迫后寻找出血点进行止血。如遇到大血管损伤，如腔静脉损伤出血，也应先压迫止血，然后小心寻找出血部位予以缝合血管壁止血。术中彻底止血是预防术后出血的关键。

（九）盆腔淋巴清扫术后出血

在前列腺癌分期诊断和手术治疗、膀胱癌行根治性切除术、阴茎癌腹股沟淋巴结阳性时需行盆腔淋巴清扫术，手术操作在血管丰富的盆腔内进行，属于解剖性手术，操作中容易损伤血管。术中可能出现膀胱侧韧带、前列腺血管蒂明显出血或损伤髂血管导致大出血，可先局部纱布压迫止血，再用吸引器吸除积血，然后缓慢移开纱布以显露出血部位，进行缝扎止血或缝合修补损伤的血管。如遇腹腔镜下无法控制的出血，则应立即开放止血。术中止血彻底，术后出血一般不会发生大出血，可有创面渗血，经止血对症治疗后可停止。

（十）腹股沟淋巴清扫术后出血

腹股沟淋巴清扫术用于下肢和会阴区恶性肿瘤的诊断和治疗。在泌尿外科，主要用于阴茎癌的病理分期和治疗。术中可见因炎症或肿瘤转移导致的肿大的淋巴结，可能与血管粘连紧密，分离时容易导致大血管损伤出血，所以术中应按解剖平面进行分离，如遇血管损伤大出血时应先压迫止血，然后小心地寻找出血部位后予以缝扎止血。此手术创面较大，术后可发生创面渗血，因此术中止血要彻底，术后创面应适当加压包扎，而且每次换药后仍需继续加压包扎，局部负压引流，防止创面渗血渗液。有少数患者因肿瘤侵犯破坏血管壁，导致术后出现迟发性出血，如果出血量不凶险，可在介入科进行止血，如果出血量较大时则需要立即手术止血。

第三节　精索静脉结扎术后引起的急性睾丸缺血坏死

❖陈晓松　邢添瑛

一、睾丸的血供

双侧睾丸动脉自腹主动脉发出，在腹膜中间层腰大肌表面走行，到达腹股沟管内环。睾丸动脉通常发出睾丸内动脉、睾丸下动脉和头动脉，但这些分支变异较大，且约31%～81%的变异发生在腹股沟管。除了睾丸动脉以外，睾丸的供血动脉还有输精管动脉、提睾肌动脉，均在内环以下汇入精索。

睾丸的蔓状静脉丛在腹股沟管水平合并成2～3支静脉，最后汇合成1支静脉，左侧汇入肾静脉，右侧直接汇入下腔静脉。睾丸静脉可与输精管静脉和提睾肌静脉形成吻合。

二、病因

传统的精索静脉曲张手术可经腹膜后（palomo技术）、

腹股沟、腹股沟下三种入路。手术中结扎静脉要尽可能做到保留动脉和淋巴管，以最大程度保留睾丸血供和预防术后鞘膜积液等并发症。但也有研究显示不保留动脉可以降低术后精索静脉曲张的复发率，同时并不会明显增加睾丸因为血供不足而萎缩的风险。

既然精索静脉曲张切除时保留或一同结扎精索内动脉，术后均不易发生睾丸缺血坏死，提示一些次要的供血动脉亦能维持同侧睾丸的血供。精索静脉曲张切除术后发生睾丸坏死的报道不常见，基本都为个案报道，但文献中鲜有提及所采用的手术方式。在出现睾丸坏死的病例中往往术中并无特殊损伤，可能为离断精索血管后次要动脉代偿不充分而造成睾丸缺血。所报道的坏死常为节段性坏死，而这种节段性坏死在常见的睾丸坏死中（如继发于扭转、外伤、严重的附睾睾丸炎等）则很罕见。由于显微外科的发展（常采用腹股沟下途径），术中能够更精确的分离动静脉，在控制术后并发症及远期复发率上具有一定优势。

三、诊断

既往报道手术后的睾丸缺血坏死可发生于围手术期，也可发生于术后几个月。急性坏死的临床表现为睾丸疼痛、肿大，质地软，部分患者可有发热。慢性坏死可表现为反复的睾丸痛，也有少数患者无特殊临床表现，查体无阳性体征，在数月后随访时才发现睾丸萎缩或节段性缺血灶（提示梗死）。若患者无术前睾丸疾病病史，可依靠 B 超、MRI、睾丸灌注显像诊断。但对于慢性无症状缺血坏死的病例，B 超表现为无血流的低回声肿物，与睾丸肿瘤鉴别存在一定困难。鉴于此，可行穿刺活检或术中冰冻病理明确诊断以决定治疗方式。

四、治疗

急性缺血坏死通常需要行睾丸切除手术。慢性节段性坏死如诊断明确可选择保守观察。但是由于坏死灶和一些乏血供肿瘤的鉴别存在一定困难，在无法明确诊断时，手术探查则较为必要。节段性坏死表现为局限的暗红色至黑色病灶，可根据坏死灶的大小视情况行睾丸部分切除或全切术。既往文献中对于睾丸节段性坏死行部分切除或全切均有报道，但是对年纪轻并且有生育需求的患者，在坏死节段不大并且排除恶性病变的情况下，更倾向于将睾丸部分切除术作为首选方案，否则睾丸全切也是一种选择。

第七章

其他手术后的男科并发症：斜疝术后引起的急性睾丸缺血坏死

❈陈晓松　邢添瑛

一、病因

国内文献罕有相关报道，国外文献多为个案报道，且多为睾丸萎缩，完全坏死则更为少见。

腹股沟斜疝修补术中牵拉精索、睾丸会对睾丸的血运产生影响，尤其在复发性疝修补术中的风险更大。在初次疝修补术后睾丸萎缩的报道的发生率为 $0.03\%\sim0.5\%$，而在复发性疝修补术后则达到 $0.9\%\sim5\%$。危险因素包括术中损伤精索、过度向远端分离精索、术中将睾丸拖出阴囊、过度使用电凝止血热损伤精索血管、术后腹股沟区血肿压迫睾丸血管等。这些危险因素影响睾丸的动脉血供，或者造成静脉血栓形成。以上情况在切除阴囊内较大疝囊时更易发生，因此有学者认为切除疝囊时，仅在腹股沟管内切除近端部分疝囊即可，远端疝囊不必切除，以免影响睾丸血供。

二、诊断

若腹股沟斜疝术后出现睾丸缺血，通常在围手术期即可出现不同程度的阴囊疼痛、水肿等症状，也有部分患者无特殊临床表现，仅在随访时发现睾丸萎缩。出现坏死时 B 超可探及增大、无血流的睾丸，伴或不伴有鞘膜积液。

三、治疗

文献报道的睾丸萎缩病例尽管在围手术期出现了阴囊疼痛、水肿等症状，但并非所有患者均接受手术。如果怀疑有睾丸缺血坏死，则应行急诊探查，根据术中所见行睾丸全切或部分切除术。

第八章

性心理异常的男科急症

第一节　尿道膀胱异物

❖马胜利　熊　飞

一、疾病概况

尿道膀胱异物没有消化道和呼吸道异物常见，但也有不少病例报道。而且这类患者因种种因素一般都没有及时就医，而是可能在出现感染、疼痛、血尿、排尿困难等情况时才来院诊治，常常会给治疗带来一定的麻烦。插入尿道膀胱的异物常常超乎想像，其种类繁多，报道的有尖形物品如别针、缝衣针、回形针、圆珠笔、铅笔、钢笔盖、鱼钩、螺丝等，线样物品如电话线、电线、橡皮管、喂食管、吸管、牙刷、电池、温度计、木棒、竹签等，植物类如黄瓜、豆子、干草、树叶等，动物类物品如鱼骨、浸出物、骨头、水蛭等，以及粉末样物品如可卡因，液体样物品如胶水、热蜡等。

二、病因和发病机制

1. 异物自行或被他人插入尿道或膀胱　此类情况是最

常见的形式。异物光滑、长度较长、用力较大时可由尿道进入膀胱。可由以下情况引起。

(1) 患者为寻求刺激或性满足将异物由尿道插入，也有人是自虐或被虐，将异物插入尿道。

(2) 患者有精神疾患如人格分离或边缘性人格障碍，或因衰老、药物或原有疾病导致精神错乱。在异常冲动时，或试图自己治疗自身的泌尿系疾病，将异物插入，有报道拿铁丝塞进尿道止痒不小心落入膀胱。

(3) 儿童或其他人员因好奇且缺乏性知识，向尿道插入异物，有报道 11 岁男孩将 26 颗磁珠塞进尿道。

2. 医源性因素致膀胱或尿道异物 现代泌尿外科手术几乎都是腔内操作，所使用器械意外故障会导致膀胱或尿道异物，如导管断裂、前列腺电切镜镜鞘前端的绝缘陶瓷脱落、套石蓝钢丝断裂、尿管的球囊破裂等。

3. 异物经开放伤口进入膀胱 开放性膀胱损伤可将织物、骨片等异物带进膀胱，并成为战伤后遗症。

4. 异物由肠道走入膀胱 多数为肠道膀胱内瘘造成。异物多为未消化的食物或寄生虫，往往出现气尿症状，造成内瘘的原因多为肿瘤或结核。有报道儿童意外坐在香架上致线香刺穿直肠，迁移到膀胱。

三、症状和体征

(一) 症状

随异物的性质、位置、滞留时间及并发症等各异。

1. 疼痛　因异物停留尿道而引起疼痛，并发感染后疼痛加剧。

2. 排尿困难　因异物梗阻致排尿困难，甚至出现尿潴留。

3. 血尿　有尿道、膀胱损伤，并发感染后可致血尿。

4. 膀胱刺激症状　因异物刺激或感染致尿频、尿急、尿痛等膀胱刺激症状出现。

5. 其他　出现尿道周围炎或尿道周围脓肿时可见外生殖器肿胀、包块等，并出现全身及局部感染症状；异物位于尿道或膀胱颈时间较长，可以异物为核心形成结石；因异物引起尿路与消化道瘘时，可见排尿时有粪渣、食物残渣、气体排出等。

（二）体格检查

异物位于前尿道时或可从尿道外口窥见或在体表触及，位于后尿道的异物偶可经直肠触及，通过双合诊可触及膀胱内较大的异物。

（三）并发症

1. 炎症　患者常因尿道内异物导致急性尿道炎和/或膀胱炎就医，而如果插入的异物长时间被遗忘，则可能引起慢性和复发性尿路感染、硬结等。严重者可出现尿道周围脓肿、败血症。

2. 结石　膀胱内异物可成为结石的核心，尿中的盐类结晶逐渐沉积附着于异物表面，日久即形成结石。

3. 穿孔　异物长期机械性刺激膀胱壁，并发炎症溃疡，可使膀胱穿孔至腹腔、膀胱周围间隙、直肠等，引起膀胱周围炎、腹膜炎等。

四、诊断要点

1. 病史　若患者能够如实地告知病史则诊断不难。实际上多数患者会因种种原因隐瞒病史或者说假话，给诊断带来许多不应有的困难。患者除非症状严重不能忍受，否则不会就医。因此详细、耐心地询问病史相当重要且要有技巧，重点是要向患者确认保护其隐私，取得患者的信任，方能得到最确切的病史。

2. 体检　依异物存留时间长短而异。短时间内若异物已完全进入膀胱则体检很难有阳性发现，若异物仍停留在尿道则很容易诊断。异物长期存留则可出现一些并发症如结石、感染、穿孔等。

3. 实验室检查　尿液常规检查可有脓细胞、红细胞等。

4. 影像学检查　腹部平片可发现尿路中不透 X 线的金属或其他异物，长期存留尿道、膀胱者可见以异物为核心形成的结石。怀疑有尿路消化道瘘者可行消化道造影检查，可见瘘管走行。超声检查可见尿道、膀胱内异常强回声图像。

5. 尿道膀胱镜检查　可清楚地确定异物的形状、性质及异物对尿道膀胱造成损伤的部位、程度等。

6. 鉴别诊断

（1）膀胱结石。主要是确定究竟是原发结石还是以异物为核心形成的结石，病史及仔细阅读 X 线片至关重要。

（2）膀胱炎。有的患者曾向尿道内放置异物，但结果不清楚，出现膀胱炎症状误以为是异物导致。膀胱炎患者超声检查及 X 线检查均无阳性发现，膀胱镜检查除可见膀胱黏膜炎性改变外，膀胱内无异物可见。

五、治疗

膀胱尿道异物的治疗不仅包括异物的取出和长期并发症的预防，还包括对患者进行插入异物动机的评估、精神心理学咨询，并给予恰当的治疗建议。

异物的取出方法取决于异物的位置、物理特性、形状、大小以及其在泌尿生殖道的活动度。目的是在取出异物的同时，最大限度地减少创伤，保护患者的尿道、膀胱结构及功能完整和阴茎的勃起。

（一）异物的取出方式

（1）位于尿生殖膈以外的异物，可在钳子、套篮、异物钳等的帮助下，通过内镜取出。异物取出后需常规进行尿道膀胱镜检查，以确定有无尿道、膀胱损伤和出血等，并予以处理，同时保证异物的完全取出。

（2）粗糙、有钩或嵌入尿道壁的异物，应选择适当的切口取出。

（3）尿生殖膈以上的异物，包括膀胱内异物应先行膀胱镜检查，绝大多数异物都可通过内镜取出。内镜包括膀胱镜、耻骨上穿刺用腹腔镜、膀胱穿刺用腹腔镜或其他钳子，在膀胱镜的帮助下取出。例如有人报道通过此方法将插入膀胱的温度计成功取出。

（4）内镜下无法取出的后尿道、膀胱内过大异物，形状不适宜内镜取出的异物，则需行耻骨上膀胱切开手术取出。

（5）对于合并有尿路消化道内瘘、尿路皮肤瘘口者，需在取出异物的同时切除瘘管，并修补瘘口。

不同的患者处理方式不同：尿路消化道内瘘可直接修补，此时应充分游离膀胱壁，切除瘘口后分别缝合膀胱和肠管，亦可行瘘口以上肠管皮肤造口，待瘘口愈合后再还纳；异物合并皮肤瘘口者则需向瘘口内注射美兰，在其引导下彻底切除瘘管，缝合膀胱；异物合并结石时可在膀胱镜下通过钬激光、气压弹道等先碎石再取出，如果异物或结石较大不适宜腔镜下取出，则在手术时一并取出。

（二）术后处理

（1）留置尿管，依据异物情况及手术情况确定尿管停留时间，预防尿道狭窄，确保尿瘘痊愈。

（2）常规使用广谱抗生素。

（3）对可疑尿道狭窄者，定期随访，必要时进行尿道扩张。

（三）患者精神心理学咨询

绝大多数尿道膀胱异物病例的报道都仅注重异物的取出，实际上心理学咨询了解患者异常行为的动机同样重要，因此个别辅导和治疗是此类患者整体治疗的一部分。精神心理学家对向尿道内插入异物的行为进行了分析，有人认为患者偶然发现尿道刺激的愉悦感后，采用异物重复刺激而不知其危险，这在心理渴望性满足的驱使下更容易发生；也有人认为这是一种性变态，这种行为的发生兼有施虐、受虐及恋物的因素，其个体性高潮依赖于所恋异物的存在，这些人可能因为创伤或强烈的性欲，使其性高潮退化到了尿道阶段。有些人误认为精液是非常珍贵的分泌物，体内储存很少，要好好地保护，失去了就会导致虚弱、阳痿等，从而采用异物进行性刺激，防止射精。对此类患者其进行心理辅导可有效防止这种行为的再发生。

第二节　阴茎异物嵌顿

◈马胜利　黄玉山

一、疾病概况

阴茎异物嵌顿致阴茎绞窄是一种极为少见的泌尿男科急症，好发于青少年和成年男性，文献时有报道，其发生率似有升高的趋势。嵌顿的异物有铁环、钢圈、轴承、榔头、塑料管、翡翠环、钥匙环、塑料瓶、橡皮筋等物品。

二、病因和发病机理

主要原因是在手淫、性好奇、性异常、恶作剧、异物癖、精神异常等情况下将环形异物套在阴茎上，或者用橡皮筋类物品捆扎阴茎。

环状异物套入阴茎或阴茎被捆扎后，在性冲动及异物刺激下，阴茎动脉供血增加，使阴茎膨胀，因异物原因静脉回流受阻，致使嵌顿环或被捆扎的远端阴茎逐渐肿胀，将异物环推至阴茎根部，难以取下，病情进行性加重，直到后期时因肿胀持续加重，压力增大，阴茎血供终止，出现缺血坏死。绝大多数患者会因为难为情而耽误治疗，导致严重的并发症如皮肤溃疡、阴茎坏死、尿瘘、性功能障碍等。曾有报道因阴茎坏死而行阴茎切除术的病例。也有精神障碍患者用橡皮筋绑扎阴茎根部 15 天致尿瘘的病例。

三、症状和体征

症状随异物种类、嵌顿时间及并发症等而各异。

1. 疼痛 阴茎远端肿胀而疼痛，通常疼痛剧烈。

2. 排尿困难 因疼痛或肿胀致尿道梗阻可引起排尿困难，膀胱过度充盈。

3. 体征 查体即可见嵌顿物，阴茎远端肿胀、皮肤发黑等。

四、诊断要点

该病的诊断不难，寻问病史并进行体格检查即可明确诊断。诊断的重点是明确嵌顿异物的种类，对嵌顿造成的并发症进行评估，以选择合理可行的治疗方法。

阴茎绞窄后损伤程度与绞窄时间和阴茎被压迫的程度有关，Bhat 等人认为阴茎绞窄可分为五级。

Ⅰ级：只有单纯的阴茎远端或者包皮水肿；

Ⅱ级：阴茎皮肤和海绵体压迫，伴有阴茎包皮水肿和感觉下降，但无尿道损伤；

Ⅲ级：阴茎远端感觉丧失，尿道有损伤，但尚未严重到出现尿瘘；

Ⅳ级：阴茎海绵体进一步受压，伴有感觉丧失，尿道海绵体断裂形成尿瘘；

Ⅴ级：阴茎远端坏死或自行离断。

五、治疗

阴茎异物嵌顿引起绞窄最早由 Gaurhier 于 1755 年首次报道，此后世界各地均有报道，绝大多数都是个案，没有发现哪种治疗方法最优。治疗的原则是尽快采取简单的方法，及时快捷地去除异物，解除嵌顿，改善局部循环，并尽量减少对阴茎的副损伤以及减少并发症的进一步发生。

目前的治疗方法有穿刺抽吸法、线锯法、线绳缠绕法、工具切割法和外科手术 5 种。但具体的治疗方法则需根据环状异物的类型、嵌顿时间和阴茎损伤的分级等来选择。

（1）对于软性绞窄物如线、橡皮筋、塑料环等异物以及少数金属圈异物，因其质地较软、脆、细，直接切断较为容易，局麻下或无需麻醉即可完成，所需设备简单，操作时间短，因此首选直接切断异物。

在切断时需有效保护阴茎，避免副损伤，可将压舌板或镊子尖端插入所需工具与阴茎之间做保护。对于塑料可应用烧红的手术刀片、线锯、剪刀等将其切断。对于金属圈可用骨科咬骨钳或克氏剪将其咬断。

（2）如绞窄物为较厚或较宽的铁环、铁圈、钢圈、螺丝帽等硬性环圈，因其质地较硬，直接切断较难，因此如果嵌顿时间短，阴茎绞窄损伤为Ⅰ～Ⅲ级时，首选线绳缠绕法或穿刺抽吸法，或联合应用上述两种方法。

　　线绳缠绕法的具体操作：将摩擦力较小的丝线、棉线或手套用石蜡油充分浸透，一端穿过嵌顿环，另一端于嵌顿环以远紧密缠绕肿胀的阴茎体部，再将近端的丝线或手套反向缠绕，逐步将嵌顿的环状异物推向阴茎远端，至冠状沟时如不能推出，则用针头或刀片穿刺阴茎头部，抽吸或挤压瘀血后将异物环完整取出，见图3-8-1。瘀血不能挤出时也有报道向肿胀的阴茎部注射透明质酸酶，挤出瘀血，并用肝素盐水进行冲洗以消肿后取出异物。

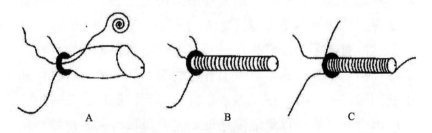

图 3-8-1　线绳缠绕法操作示意图

按 A→B→C 顺序操作。

图片来源：江山，许海斌，于德新. 于属异物嵌顿所致阴茎绞窄的治疗［J］. 临床泌尿外科杂志，2002，17（9）：497-497.

　　嵌顿时间长，阴茎绞窄为Ⅱ～Ⅲ级者，因包皮水肿重，异物环与阴茎皮肤间几乎无空隙，线绳缠绕往往难以完成，此时则需要直接切割异物。此时需要牙科钻或骨科电动砂轮以及咬骨钳或克氏剪等工具。具体操作方法：先用牙科钻在异物中间部分钻出小孔，以便钳夹固定，再从中间的小孔向外用砂轮机磨，这样可以有效避免从外向内磨时损伤阴茎皮肤，边磨边用冰盐水进行冲洗降温，有间隙时即插入压舌板或镊子尖端，逐渐磨断取出异物环，也可在磨薄后用咬骨钳或克氏剪切断之。

以上操作无需麻醉或在局麻下即可进行，但在操作过程中应避免高温、暴力及摩擦导致阴茎严重损伤。

（3）对于钢制轴承，因其质地坚硬且宽厚，往往难以用工具切开，嵌顿时间短时可试用线绳缠绕法，无效时则行手术。嵌顿时间长者则直接选择手术，手术方法为阴茎皮肤脱套或加用穿刺抽吸。手术方法简单，去除异物确切，但需在麻醉状态下进行，有时会加重局部损伤致皮肤缺血坏死，对于已有皮肤坏死者更需警惕。

（4）对于阴茎绞窄为Ⅳ～Ⅴ级者，则需去除异物后行尿道吻和阴茎部分切除术。对于有远端阴茎坏死者，可将坏死皮肤切除。手术时，在正确估计组织坏死范围后，及时将坏死组织充分去除，以免继发感染。创面用带蒂阴囊皮瓣移植或游离中厚皮瓣移植，也有主张任其脱落后再行处理。

（5）对于已造成阴茎坏疽者，则考虑择期行阴茎再造术。

总之，阴茎环状异物嵌顿致阴茎绞窄可引起严重的并发症，需依据异物的种类、嵌顿时间及阴茎损伤程度等，选择合适的治疗方法，及时有效地解除嵌顿，最大限度地避免并发症的发生，取得较好的治疗效果。此外这类患者多伴有羞耻感或其他心理障碍，需配合进行心理干预，了解其动机，采取有效的心理治疗，对于预后有积极的意义。

第九章

外伤性男科急症

第一节 阴茎折断

❖周辉良　唐松喜

一、疾病概况

阴茎折断是指阴茎在勃起时，直接在外力作用下造成阴茎白膜和海绵体破裂的阴茎闭合性损伤状态。阴茎疲软状态下遭受创伤引起的撕裂不属于此类。

折断破裂的白膜通常是横向的，直径1～2 cm，与性交相关的白膜裂口常见于阴茎的腹侧或外侧。常见于一侧，左、右侧发生率相近，约10％双侧同时破裂，双侧破裂更常伴发尿道损伤。折断可发生于阴茎任何位置，但以靠近阴茎悬韧带的近端1/3多见。

二、病因和发病机理

1. 病因　阴茎折断较为少见，一般发生于性活跃男性，通常发生于暴力性交过程中。当勃起的阴茎从阴道中滑出撞击到会阴或耻骨时发生损伤，但也有自慰时强行弯曲阴茎、翻身或跌倒在勃起的阴茎上及其他情况的报道。一些流行病学研究提示，美国费城宾夕法尼亚州 94％ 的阴茎折断由性生活所造成，而伊朗克曼沙 76％ 的阴茎折断则由自慰所造成。

2. 发病机理 阴茎白膜是由胶原纤维和弹力纤维组成的双层结构（内环，外纵），外层共同包绕两个阴茎海绵体，内层分别包绕两个阴茎海绵体。疲软状态下，白膜厚约 1～2 mm，坚韧而富有伸展性，而在勃起状态时，其厚度变薄至 0.25～0.5 mm。尿道海绵体白膜厚度约 0.3 cm。白膜厚度随海绵体体积增大弹性减弱、脆性增加。白膜的强度和厚度沿着阴茎轴的不同位置而不同，最薄弱区域在腹外侧，这是阴茎折断常发生于白膜腹外侧的原因。白膜具有很强的抗拉强度，当海绵体内压力增加＞1 500 mmHg 时才会破裂。因勃起时尿道海绵体充血少，硬度较阴茎海绵体差，故尿道海绵体破裂较少见。阴茎白膜破裂后，海绵体内的血液涌出，渗入阴茎皮下软组织，在破裂口附近形成血肿，造成阴茎肿胀、皮下瘀血。由于血肿的压迫以及患侧白膜牵拉力减缩，阴茎可偏向健侧。

三、症状和体征

1. 症状 阴茎折断发病时，大多数患者在性交过程中往往会听到阴茎部位"咔嚓"或"啪"的响声，勃起的阴茎迅速疲软，伴有阴茎的轻至中度疼痛。通常排尿不受影响，如出现血尿、排尿困难等症状，应考虑阴茎折断伴有尿道损伤的可能。

2. 体征 阴茎肿胀、瘀斑，皮肤呈青紫色，破裂处显著。局部出现血肿，血肿较大可出现阴茎体侧弯至健侧。如 Buck 筋膜完整，则出现典型的"茄子样"畸形。如 Buck 筋膜破裂，血肿可进一步扩散至阴囊、会阴部及耻骨上区，甚至出现失血性休克。

四、诊断要点

1. 病史、症状及体征 根据典型症状及体征可初步做出诊断。

2. 阴茎彩色多普勒超声检查 快速、简易、无创，可发现白膜破裂口，观察破裂血肿范围，是首选的检查手段，并可指导手术切口的选择。

3. 尿道造影 对于尿道口出血、排尿困难，疑有尿道损伤的患者，应行尿道造影检查加以明确，但耗时。

4. 尿道镜检查 疑有尿道损伤的患者可在术前行尿道镜检查。

5. 磁共振检查 可准确定位白膜破裂部位及血肿范围，但价格昂贵。

6. 阴茎海绵体造影 假阳性高，造影剂可能导致海绵体纤维化，基本不采用。

五、治疗

1. 门急诊处理 门急诊处理以保守治疗为主，包括局部加压包扎、冰敷、止血、止痛、抗感染等。保守治疗并发症较多，近期可能出现血肿扩大、感染等，远期可能出现阴茎纤维化、痛性结节、弯曲畸形等。据报道，保守治疗后出现阴茎勃起功能障碍发生率高达62%。

2. 急症入院处理　手术原则是缝合破裂的阴茎白膜、清除血肿以及彻底止血。

（1）手术时机。目前国内外学者均主张早期手术。文献报道＜24小时处理术后并发症更少，但也有手术延迟至损伤后7天并不影响修复效果的报道。

（2）切口选择。主要有两类切口，对于受伤部位明确的患者，可选择阴茎局部切口，一般阴茎腹侧垂直切口是首选，逐层暴露阴茎白膜发现破裂口。对于受伤部位不明、血肿较大的患者，冠状沟下环形切口是最佳选择，可将Buck筋膜脱套至阴茎根部，充分暴露阴茎体，发现白膜破裂口后，予2-0或3-0可吸收线间断缝合白膜。术中用盐水或有色染料辅助人工勃起有助于确定破裂口位置，应充分清除血肿，但应避免深部血管结扎和对脆弱勃起组织的过度清创。对于伴有尿道损伤患者，用4-0可吸收线间断缝合尿道海绵体或尿道黏膜，要点是应在导尿管上以无张力的方式清创和修复，避免尿瘘。

3. 术后处理　术后留置导尿，无尿道损伤者3～5天，合并尿道损伤者2周，阴茎加压包扎2～3天。可以适当使用雌激素、镇静剂抑制阴茎勃起，建议使用广谱抗生素。禁欲1～2个月。

4. 预后　阴茎折断如处理及时则预后良好。文献报道约80%患者术后阴茎外观及勃起功能正常。术后可能发生的并发症包括阴茎硬结、阴茎弯曲畸形、阴茎痛性勃起、性交疼痛、勃起功能障碍及复发等。早期诊断、及时治疗是预防远期并发症最有效的措施，24 小时内尽早手术治疗是阴茎折断的首选方案。

第二节　阴茎切割伤

❖白培明　刘子明

一、疾病概况

阴茎切割伤属于阴茎开放性损伤的一类，是较少见的泌尿男科急症。在某些严重情况下（如阴茎完全离断），如果没有得到及时、恰当的诊治，很可能会影响到男性的性功能和生殖功能，给患者及其家庭带来极大的伤害和痛苦。

二、病因和发病机理

阴茎切割伤见于他人伤害和自残、机械事故和交通事故意外伤害以及战争中的锐器伤，其他如犬类咬伤亦可归于此类。可分为包皮/皮下组织裂伤、阴茎部分离断伤和阴茎完全离断伤。伤情通常为阴茎部分切割，阴茎皮肤、阴茎及尿道海绵体损伤。严重者可发生阴茎完全离断，甚至离断远端丢失，仅留阴茎残端，造成永久性伤害。

三、症状和体征

阴茎切割伤表现为阴茎皮肤、皮下组织或阴茎/尿道海绵体裂开，甚至完全断裂。伤口大多较为整齐。创面出血较多，严重时患者会出现面色苍白、四肢冰凉、血压下降的症状，甚至导致患者发生出血性休克。合并尿道损伤者，可出现血尿。

四、诊断和治疗要点

（一）门急诊处理

应立即进行止血处理。阴茎伤口可覆盖无菌敷料以避免进一步污染。必要的时候还需建立静脉通道、输液、止痛，行抗休克处理。如为阴茎完全离断伤，阴茎残端的初步处理极为重要。可将离断的阴茎用纱布裹好，放在装有冰块的塑料袋内。进入医院后需要医护人员将其保存在含抗生素的冰盐水中。

（二）入院手术处理

1. 阴茎包皮、皮下组织及系带切割伤处理　一般予清创缝合即可。8 小时以内伤口可一期缝合。系带损伤可纵行缝合系带，避免术后系带过短。

2. 阴茎部分离断伤　应注意是否合并尿道损伤，必要时可留置导尿管观察或行耻骨上膀胱造瘘术进行尿流改道。对于部分切割伤累及海绵体者，可于清创后行白膜缝合术；对伴有血管、神经损伤的阴茎部分断裂者，应行血管、神经吻合术（详见下文）。

3. 阴茎完全离断伤　应用显微外科手术行阴茎再植术是恢复阴茎形态和功能的唯一有效方法，见图 3-9-1。

（1）阴茎离断端处理。碘伏消毒后使用过氧化氢对离断后阴茎进行反复冲洗，使用肝素将海绵体内瘀血冲净。可用肝素盐水灌注阴茎背动脉，直到静脉冲洗液澄清为止。将阴茎断端保存于 4℃枸橼酸盐溶液中。

（2）显微镜下阴茎再植术。手术应尽可能在伤后 6 小时以内进行，以减少阴茎离断端缺血坏死可能。但有文献报告，阴茎完全离断 18～24 小时，仍有可能再植成功。

1）连续硬膜外麻醉或全麻后迅速清除残留阴毛，对创面血迹、污染进行清理。修剪、去除创面失活和不规则组织。明确动静脉血管和阴茎背神经断端，必要时可标记拟行吻合部位。

2）若患者阴茎近端血管仍可见活动性出血，可于阴茎根部放置止血带或显微外科阻断钳，阻断血管后应使用肝素盐水持续冲洗血管断端，避免血栓形成。

3）自尿道外口通过创面向尿道残端留置 F16-18 导尿管直达膀胱作为支架。按照顺序吻合尿道、阴茎海绵体白膜和中膈。用 9-0 尼龙线将阴茎背浅、深静脉和 2 条阴茎背动脉进行有效吻合。最后再将 2 条阴茎背神经进行吻合。缝线选择：阴茎背深静脉、神经选择 9-0 缝线；阴茎背动脉选择 10-0 缝线；阴茎、尿道海绵体选择 3-0 可吸收缝线，间断缝合。要求至少吻合一根阴茎背动脉及阴茎背侧浅、深静脉。吻合血管时以肝素生理盐水冲洗血管断端。吻合后开放血流，可见动脉搏动良好，静脉充盈。吻合口可能暂时有渗血，加压包扎即可止血。静脉血管吻合不良虽不会影响再植阴茎的成活，但会提高术后患者皮肤坏死并发症发生率，应予以重视。阴茎成活因素除血管及神经的吻合外，还与阴茎缺血时间、离断阴茎处理方法有关。

4）用 4-0 可吸收线间断缝合阴茎筋膜，最后缝合阴茎皮肤。

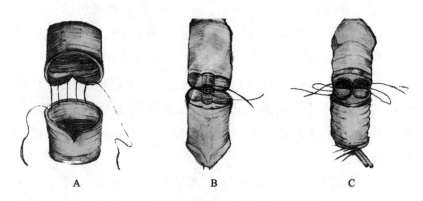

图 3-9-1　阴茎完全离断手术吻合示意图

A. 阴茎血管吻合，连续缝合；B. 尿道吻合；C. 阴茎白膜吻合。

（三）术后处理

包括常规预防感染、伤口换药对症处理等。术后注射 TAT 1500 U 预防破伤风。犬咬伤者还需注射狂犬疫苗。

（1）阴茎包皮、皮下组织裂伤清创术后应注意观察包皮水肿及皮下血肿情况。

（2）显微镜下阴茎离断再植术后应严密观察阴茎离断侧血供情况。术后将阴茎固定于背伸位，行镇痛、预防感染等治疗。可适当给予抗凝、改善微循环、预防血管痉挛等药物。阴茎离断组织应警惕缺血再灌注损伤，可给予清除自由基/稳定细胞膜药物如甘露醇/乌司他丁静脉滴注；改善静脉回流、避免组织肿胀瘀血可使用静脉活性药物如黄酮类/七叶皂类；术后早期容易出现吻合小动脉痉挛收缩，可给予罂粟碱 q12h 或 q8h 肌注，扩张小动脉改善供血；建议常规使用小剂量低分子肝素预防吻合静脉内血栓。若发现吻合血管内血栓或超声明确血流缓慢瘀滞，建议使用治疗剂量低分子肝素皮下注射，可有效防止吻合血管形成血栓以及海绵体血管窦内微血栓形成。使用时应注意创面渗血情况，警惕吻合区血肿并可适当降低抗凝用量。创面毁损严重或血管吻合条件不佳者出院可给予华法林或新型口服抗凝药如利伐沙班等口服 6 周至 3 个月。对于术后离断阴茎远端组织和皮肤部分/全部坏死者，应清除坏死组织，待局部出现新鲜肉芽组织后做二期修复整形术。术后 14 天拔除导尿管，尿道狭窄者行尿道扩张，尿瘘者二期修复。

（3）术后排尿功能及勃起功能评估。术后 3 月行尿流率检查、阴茎夜间勃起功能试验、勃起硬度测定及性生活完成情况评估。其中勃起硬度共分 4 级。1 级：受刺激后阴茎增大，但不坚挺；2 级：受刺激后阴茎勃起，但未达到可插入硬度；3 级：受刺激后阴茎勃起，达到可插入硬度，但未足够坚挺；4 级：受刺激后阴茎完全勃起并足够坚挺。术后可能出现阴茎远端麻木、感觉不良，影响射精及性快感，3～6 个月后部分患者能缓解、恢复。需要指出的是，文献显示阴茎完全离断伤行显微再植术后仍有可能恢复勃起功能，患者有满意的性活动。

（4）术后心理辅导。阴茎离断伤患者会面临来自社会、经济、术后恢复情况等各方面的压力，容易产生焦虑、烦躁、悲观的心理。因而在围手术期医护人员应主动与患者进行沟通，这对于自残导致阴茎离断伤的患者尤为重要。

第三节　尿道损伤

◇陈跃东　陈惠新

一、疾病概况

尿道损伤（urethral injuries）是泌尿系统最常见的损伤，多见于男性。尿道损伤的急诊处理对患者的预后十分重要。不恰当的急诊处理可能导致感染、尿道狭窄、尿失禁、尿瘘、性功能障碍等问题，严重影响患者生活质量。

二、病因和发病机理

在生殖解剖上男性尿道以尿生殖膈为界，分为前、后两段。前尿道包括球部和阴茎部，后尿道包括前列腺部和膜部。球部和膜部的损伤最为多见。钝性损伤（如骑跨伤、会阴部踢伤）是男性前尿道损伤的最常见病因，医源性损伤也是比较常见的前尿道损伤原因，主要因插尿管时医务人员未遵循指征而引起。前尿道损伤也可见于锐器损伤，如枪伤、刺伤、犬类咬伤等。后尿道损伤主要与骨盆环的破坏、耻骨联合分离有关，这类损伤被称为骨盆骨折致后尿道损伤（pelvic fracture urethral injury，PFUI）。骨盆骨折后尿道损伤分为部分断裂和完全断裂。骨盆、会阴或臀部的穿透性损伤也会导致后尿道损伤，但极为罕见，可合并腹部损伤。

三、临床表现

尿道口滴血、血尿和排尿困难是尿道损伤的最常见体征，但无尿道口滴血并不能排除尿道损伤。可出现阴囊、会阴部、阴茎肿胀。尿潴留（可触及膀胱充盈）是尿道损伤的另一典型体征，常提示完全性尿道断裂。

四、诊断

1. 逆行尿道造影　逆行尿道造影是诊断尿道损伤并进行早期评价的标准，在图像上，可见尿道外渗出影，可明确损伤的位置及严重程度。尿道完全破裂时可见大量造影剂外渗，膀胱无充盈。

2. 膀胱尿道镜　膀胱尿道镜是诊断急性尿道损伤的一种有价值的选择，并可区分完全性和部分性破裂。在怀疑阴茎折断相关尿道损伤中，膀胱尿道镜优于逆行尿道造影，因为逆行尿道造影常出现假阴性结果。

3. 诊断性导尿　用于诊断尿道损伤是有风险的。在尿道有损伤的情况下，盲插导尿管可能加重局部损伤，甚至造成误诊。

4. 超声和磁共振成像（MRI）　在急性期，超声用于指导放置耻骨上导管。在复杂的 PFUI 中，合理使用 MRI 估计尿道缺损的长度、前列腺移位的程度以及是否存在假道，可以帮助确定最合适的手术策略。

五、治疗要点

（一）男性前尿道损伤

对于前尿道部分撕裂的患者，可行耻骨上膀胱穿刺造瘘术、留置导尿术或内镜辅助下尿道会师术。耻骨上膀胱穿刺造瘘术不需经尿道进行操作，因此可避免加重尿道损伤。若膀胱难以触及，可在超声引导下进行穿刺或放置造瘘管。造瘘管应至少留置 2 周，待尿道损伤完全愈合、损伤部位足够稳定之后，再次行尿道造影术进行尿道评估。若出现较短且轻微的尿道狭窄，可行尿道扩张术或尿道内切开术。若出现长段狭窄或狭窄程度较重，则考虑行尿道成形术。

利器穿刺等原因造成的尿道开放性损伤通常伴有阴茎和睾丸损伤，需要急诊探查。术前需排除其他危及生命的损伤。术中可对尿道损伤进行评估并进行修复，较小的撕裂伤及刺伤缝合即可。若球部尿道损伤范围达 2～3 cm 或阴茎部尿道损伤达 1.5 cm，则应行尿道吻合术。此种情况下，有低于 15％的患者会出现尿道狭窄。若尿道损伤破坏范围较广，无法进行一期吻合，则应行耻骨上膀胱造瘘术并考虑二期修复。

（二）后尿道损伤

后尿道损伤常并发于外伤性骨盆骨折。后尿道损伤的治疗方式主要包括单纯膀胱造瘘、内镜下尿道会师术、开放性尿道会师术。如果患者存在严重的会阴部血肿及尿外渗，或合并直肠或膀胱损伤，应该行开放探查术；如果患者的生命体征不稳定，应该先行膀胱造瘘引流尿液，待情况稳定后再考虑二期修复。

1. 内镜下尿道会师术　取膀胱截石位，在直视状态下经尿道外口置入腔内输尿管镜至尿道断裂部位，全程在持续注水下完成。对于存在较多血块者，经输尿管镜的出水孔部位连接负压吸引管将血块吸出，也可应用注射器将血块抽出，仔细观察患者的尿道断端情况，并在断端的近端插入导丝直至膀胱。对于尿道断裂严重并且遗留较大残腔者，可直接置入输尿管镜至膀胱内，然后经输尿管镜向膀胱内置入斑马导丝，然后将输尿管镜拔除，留置 F18－F20 三腔气囊导尿管，将顶端圆头适当修剪，然后沿着导丝置入导尿管，确认满意后将导丝拔除。经气囊注入 20 mL 生理盐水，在尿道口应用纱布条进行结扎牵引以及压迫处理。保持气囊导管的方向与躯体纵轴呈现 45°角，按照 300～750 g 的重量进行牵引，连续牵引 5～7 天。

2. 开放性尿道会师术　患者仰卧位，下腹部正中切口，切开膀胱，找到尿道内口向尿道远端置入 F20 尿道扩张器，同时经尿道外口置入 F18 尿道扩张器，感觉两扩张器碰撞后以 F20 尿道扩张器引导 F18 尿道扩张器进入膀胱，F18 扩张器头部固定 F18 橡胶管，退出扩张器将橡胶管带出尿道外口。将 F18 三腔导尿管与橡胶管用 7 号丝线结扎连接，牵拉橡胶管，将导尿管拖入尿道及膀胱，气囊注入 30 mL 生理盐水固定导尿管，留置膀胱造瘘管及耻骨后引流管。导尿管留置大约 6 周左右，拔管后 1 个月适时扩张尿道。

（三）术后不良事件管理

1. 尿道狭窄、尿道瘘和阴茎弯曲　尿道损伤修复后若出现尿道狭窄、尿道瘘和阴茎弯曲，往往难以自行恢复，应考虑于 3 个月之后行手术治疗。

2. 勃起功能障碍　勃起功能障碍在男性尿道损伤术后最为常见，与外伤致使神经及血管损伤及手术中再次损伤有关，手术导致的一过性勃起功能障碍往往于 12 个月内自行恢复。口服 5 型磷酸二酯酶（PDE5）抑制剂及体外低能量冲击波治疗等措施有助于勃起功能的康复。若长期随访勃起功能仍不能恢复者，可考虑手术治疗。

3. 尿失禁　尿失禁也是常见并发症之一，术后应依据临床评估结果，合理选择治疗方式。主要治疗方式有：生活方式干预、行为训练、口服药物或无张力吊带尿道球部悬吊术、人工尿道括约肌植入术。

第四节　睾丸外伤

◈庄　炫　杨宇峰

一、疾病概况

睾丸外伤（Testicular trauma）是阴囊外伤中最为常见的并发症之一，在青壮年中发病率高，包括了睾丸钝性伤，睾丸贯穿伤，睾丸脱位等，其中钝性伤约占睾丸损伤的85％。将近半数患者发生睾丸破裂或其他更严重并发症，延迟治疗会损害睾丸功能。

二、病因和发病机理

大多数睾丸损伤是由于直接暴力作用于阴囊引起，常见原因包括运动中直接碰撞，机动车事故，骑跨伤，打架斗殴等，锐器伤，自残，枪伤也偶有发生。

由于阴囊有良好的保护结构，同时有坚韧的白膜，且皮肤松弛，弹性好，活动度大，所以阴囊损伤机会小，一旦损伤常伴有睾丸损伤。睾丸可由于暴力直接作用，导致白膜破裂，生精小管受挤压脱出白膜外，此时可定义为睾丸破裂。而且睾丸血运丰富，损伤后易引起血肿，导致血运障碍等，严重可继发感染。由于腹股沟管解剖结构松弛，保护力度薄弱，可导致睾丸受挤压产生位移。

根据1996年器官特异性损伤标准分级，睾丸损伤分为以下等级：①级为挫伤或血肿；②级为亚临床白膜撕裂；③级为白膜撕裂，实质损失小于50％；④级为白膜严重撕裂，实质损失≥50％；⑤级为全部睾丸实质破坏或撕脱。

三、症状和体征

睾丸外伤通常合并有阴囊损伤，尤其是阴囊血肿，此时阴囊肿胀明显，对临床诊治造成了很大的干扰。

1. 症状　典型的外伤史后，出现患侧睾丸剧烈疼痛，可伴有排尿困难、腹痛、恶心、呕吐等，严重者可由于局部疼痛剧烈，并放射到下腹部、腰部或者上腹部，诱发疼痛性休克。合并伤者常被其他系统症状所掩盖，尤其是骨盆骨折等伴有会阴疼痛的患者，应注意有无合并睾丸外伤。

2. 体征 通常严重的睾丸外伤难以取得充分的查体，临床中开放性创伤者以视诊触诊为主，避免二次损伤。

（1）视诊。贯穿伤等开放性创伤者可见阴囊裂伤，睾丸裸露甚至移位，钝性伤患者可见患侧睾丸阴囊肿胀，阴囊皮肤瘀斑，血肿等。

（2）触诊。常可触及睾丸肿胀，压痛明显，质地与睾丸是否破裂相关，伴睾丸移位的患者阴囊呈空虚状态，睾丸可移位至腹股沟区或腹腔内。若查体配合度欠佳，可结合辅助检查进一步判断受累睾丸情况。

四、诊断

典型的外伤病史结合体格检查、辅助检查不难诊断。值得注意的是，车祸伤时常因其他系统存在更加严重的损伤，而忽略了生殖系统的检查，造成睾丸闭合性损伤的漏诊。

1. 彩色多普勒超声 具有快速、准确率高、经济等优势，为首选检查。当睾丸破裂时，超声通常显示白膜连续性断裂，伴轮廓异常及睾丸组织的回声不均，轮廓不规则是诊断睾丸破裂唯一的重要预测指标，而血流灌注的减少进一步支持此睾丸破裂诊断，阴囊超声是推荐用于睾丸外伤诊断的最佳影像学检查方法。

2. 增强彩色多普勒超声 当阴囊血肿较多时，会干扰超声对睾丸破裂的检测能力。此时增强彩色多普勒具有快速、经济、准确等优势，能够显示睾丸白膜完整性及内部血流情况。但目前较多医疗机构并未开展此检查。

3.CT　相比于超声具有更加精确的分辨率，尤其是对于阴囊内血块较多时，可选用。

4.MRI　在检测睾丸及其周围组织方面具有优势，可帮助诊断阴囊钝性疾病，相关文献已证明 MRI 对于阴囊外伤后睾丸破裂的诊断具有 100% 准确性。但 MRI 检查相对耗时，影响急诊处理。通常 MRI 用于保守治疗患者的动态复查，以进一步明确睾丸损伤情况。

五、鉴别诊断

开放性睾丸损伤通常不易误诊，闭合性睾丸损伤主要需与下列疾病鉴别。

1. 阴囊血肿　单纯阴囊血肿患者相对罕见，患者常存在外伤史，症状同睾丸外伤。查体阴囊可触痛，质地稍硬，睾丸压痛不明显，行彩色多普勒超声常可鉴别。

2. 睾丸扭转　绝大部分患者无外伤病史。患者表现为患侧睾丸疼痛，也可伴腹痛、恶心、呕吐等症状。查体时可出现睾丸托举征（prehn 征）阳性，即托起患侧睾丸，疼痛明显加重。大部分患者提睾肌反射消失。彩色多普勒常提示睾丸血流消失或者缺血改变。当两者鉴别困难时，建议行手术探查以尽可能挽救睾丸。

3. 附睾炎　临床表现与睾丸扭转极其相似，即阴囊肿胀，阴囊疼痛，睾丸附睾触痛等。体格检查可发现附睾局部触痛、肿大，阴囊严重水肿，界限不清。提睾反射常存在。当出现脓尿，细菌尿或者尿培养结果阳性，则可明确诊断。彩超和放射性核素显像检查有助于附睾炎诊断，表现为血流增加/富血供表现。

六、治疗

睾丸外伤需要快速做出诊断，严重的睾丸损伤会导致器官丧失，从而影响生育能力，导致性腺功能减退并影响社会信心。睾丸破裂或可能导致精子抗原释放，并随后暴露于免疫系统，产生抗精子抗体。这可能会影响精子功能而导致不育。早期的阴囊探查和睾丸修复可预防睾丸缺血性萎缩和感染等并发症。一旦确认睾丸破裂，72小时内的手术干预能有效地增加睾丸挽救率和保护睾丸功能。

（一）门急诊处理

明确睾丸损伤的性质，并快速判断是否需要手术干预。门急诊紧急处理可分为闭合性损伤及开放性损伤，闭合性损伤以确定睾丸损伤程度，明确有无睾丸破裂，评估血运情况为主，而开放性损伤的门急诊处理流程如下：①首先处理威胁生命的合并伤；②确定开放性伤口的入口和出口位置；③紧急行阴囊超声评估睾丸和阴囊内容物；④通常必须入院进行阴囊探查以确定损伤的严重程度，冲洗伤口并控制阴囊内出血。

闭合性损伤具有以下情况之一应积极手术探查，否则可观察保守治疗：①明确诊断或怀疑睾丸破裂；②患侧血肿大于对侧睾丸3倍；③患侧阴囊空虚、睾丸移位者。

（二）入院后处理

1. 保守治疗　对无明显血肿，未发现鞘膜积血者，可采取保守治疗。避免运动 6 周，予以垫高阴囊，早期冷敷，减轻水肿，促进血肿吸收；高选择性非甾体等药物止痛；广谱抗生素抗感染；观察阴囊肿胀变化及动态复查彩超。

2. 手术

（1）手术时机。开放性损伤应立即行手术治疗；闭合性损伤怀疑睾丸破裂者，应及早行手术探查。对于闭合性损伤睾丸移位患者可在积极准备手术的同时试行手法复位。

（2）手术目的。主要明确睾丸损伤性质及程度，并清除异物、血肿，应用可吸收缝线或聚丙烯网片等材料修补白膜，对于失活睾丸组织应予以切除，判断困难时可应用罂粟碱局部注射以增加睾丸灌注，术中应尽可能保留睾丸组织。睾丸脱位患者应使用不可吸收缝线行睾丸固定术。

（3）术后处理及随访。

1）术后需予以对症支持治疗。静脉/口服广谱抗生素；垫高阴囊，减轻水肿；持续性阴囊疼痛者，可予以高选择性非甾体止痛药。

2）术后随访内容。复查睾丸彩超，查睾酮及抗精子抗体；精液常规等。

第五节　阴茎阴囊撕脱伤

◈邵　晨　龚知城

一、疾病概况

阴茎、阴囊皮肤撕脱伤是较为常见的泌尿外科急症。多发生于工农业机械操作、交通事故中。因转动的机轴、皮带等将伤者的衣裤及阴茎卷入机器进而导致阴茎、阴囊皮肤的撕裂、撕脱甚至广泛的剥脱。

二、病因和发病机理

由于会阴部皮下组织松弛，皮肤活动度大，以及男性外生殖器突出等特点，受外伤后外生殖器撕脱伤较多见。在牵拉、撕扯的情况下，容易发生如脱手套样的撕脱伤。阴茎皮肤撕裂多形成以会阴部为顶点，阴茎根部或耻骨联合为边的三角形，深达会阴筋膜与白膜之间，常伴有阴囊皮肤撕脱。这种撕脱伤较少波及位于阴囊后方的会阴部皮肤，而且当阴囊皮肤被卷入或者夹住时，由于提睾肌反射性的收缩会使阴囊皮肤仅在提睾肌的表浅部位被劈开，睾丸、阴茎海绵体及尿道一般不会受到累及。

三、临床表现与诊断

（1）有明确的外伤史。尽可能了解受伤的机制及强度。

（2）阴茎、阴囊、会阴部疼痛、出血。

（3）阴茎、阴囊皮肤撕裂、破碎或缺失。阴茎撕脱要注意有无合并海绵体、尿道损伤，阴囊壁破裂或碎裂深达鞘膜者可见到外露的精索、睾丸及附睾等器官，要注意判断它们有无损伤及损伤程度。如果考虑阴囊内存有异物，可行 X 线检查辅助诊断。此外，对于自残者要注意精神心理方面的问题。

（4）根据撕脱伤的损伤程度，将撕脱伤分为完全撕脱、不完全撕脱及潜行撕脱。完全撕脱指皮肤组织与机体完全脱离；不完全撕脱指撕脱组织与机体部分相连，按血管走向分为顺行撕脱及逆行撕脱；潜行撕脱指体表无皮肤裂伤或有很小皮肤裂伤，大片皮肤及皮下组织与深层肌肉组织撕脱，触之有波动感。

四、治疗

根据患者具体情况，选择合理的治疗方式，准确评估病员的损伤程度，在保证生命体征平稳的同时，首先应考虑阴茎、尿道、睾丸、精索等重要器官功能的保护，同时依据伤情及皮肤受损程度确定创面修复防范。

1. 首先予止痛、镇静治疗　注射破伤风抗毒素。应用广谱抗生素和抗厌氧菌的药物，控制伤口的感染。及时彻底清创。

2. 术前准备　应先行清创术，8 小时内就诊，急诊手术；若创面感染，则行二期手术。备皮、清洁外阴。

3. 手术处理　阴茎皮肤缺损少，撕脱皮片挫伤不重者，彻底清创后可原处缝合伤口或游离周围皮肤做无张力缝合。阴茎撕脱伤皮肤缺损较多者，以自体中厚皮片游离移植修复为首选。阴囊皮肤撕脱伤的患者选择治疗方法时要结合患者年龄、生育情况、创面特点综合考虑，最大限度保留睾丸的功能。一般阴囊皮肤缺损＜50％的可以将阴囊皮肤稍做分离，直接缝合关闭创面；面积＞50％或完全撕脱的，大多数学者主张先用撕脱皮肤一期回植或游离皮片移植修复，特别是对于青壮年患者，最好采用游离皮片移植的方法修复。无法用撕脱皮片或游离皮片修复的，才考虑皮瓣修复重建阴囊。因重建的阴囊内温度较高，会影响精子的质量，对青壮年患者要慎重考虑。采用皮瓣修复阴囊，常用的有阴股沟皮瓣、下腹部及脐旁皮瓣、股部皮瓣、甚至股薄肌皮瓣、股前外侧皮瓣等。若受伤后皮肤缺损较多，也可先将睾丸、附睾埋藏于下腹部或大腿内侧的皮下组织中，3～6周后再做阴囊成形术，将睾丸、附睾复位于阴囊中。皮肤缺损创缘应修剪整齐，并尽量保留有生机的皮肤。中厚皮片、带蒂皮瓣应处理使其大小合适，皮瓣基底部尽可能宽、厚，保证血运良好。

4. 术后处理

（1）常规抗感染治疗。

（2）皮片加压包扎，如无感染、坏死等并发症发生，一般敷料保持两周再开包，避免移植皮片成活前过早地拆除敷料换药。

（3）留置气囊导尿管持续引流，防止尿液污染伤口。

（4）控制饮食，防止过早大便污染切口。

第六节　阴囊血肿

◈王先龙　卢少明

一、疾病概况

阴囊血肿通常由阴囊外伤引起，由于阴囊部位的关系，且此处皮肤具有一定的延展性，阴囊血肿的发生具有其特殊性。

二、病因和发病机理

阴囊血肿往往由体育运动、攻击、跌落、车祸等外伤引起，部分患者由医源性、自身疾病诱发引起。

1. 外伤性　此类阴囊血肿是临床上最常见的类型，多由脚踢、骑跨、挤压等外伤引起，外伤后可表现为阴囊的皮肤破损、皮肤瘀斑、阴囊内积血等，根据是否有伤口又可分为穿通伤和钝器伤。

2. 医源性　此类患者亦不少见，其阴囊血肿多由泌尿外科手术或邻近器官的手术引起，临床上常见的可导致阴囊血肿的有为睾丸附睾疾病、输精管结扎、精索静脉曲张、腹股沟疝等实施的手术，往往是术中止血不彻底导致。

3. 自发性　此种类型较少见，临床上偶有重度精索静脉曲张自发破裂、阴囊血管瘤自发破裂及白血病导致阴囊血肿的报道。

三、症状和体征

阴囊肿胀，剧烈疼痛，且向腹股沟和下腹部放射，严重者可引起疼痛性休克，多有阴囊瘀斑，部分患者诉恶心、呕吐。单纯性阴囊挫伤不伴有明显阴囊内积血时可触及坚硬肿大的睾丸，触痛明显；闭合伤伴有睾丸破裂的阴囊血肿，触诊时睾丸界限扪及不清；开放伤时，可见阴囊裂口内睾丸脱出或白膜破裂，可伴有活动性出血。附睾穿刺取精等医源性操作导致的血肿可触及增大的附睾，睾丸界限亦可扪及不清。

四、诊断要点

阴囊血肿的诊断不难，但是需要注意阴囊内容物有无损伤、睾丸扭转、睾丸脱位等情况。阴囊彩色多普勒超声是目前诊断阴囊血肿最常用的辅助检查手段。超声下单纯阴囊挫伤可表现为阴囊壁增厚、睾丸内回声正常、阴囊内有高回声区（渗血）或低回声区（血肿）；闭合伤伴有睾丸破裂时可表现为睾丸白膜一处或多处连续性中断，严重时可表现为睾丸失去原有的正常形态，可见多处互相分离的断裂面；开放伤时，可见阴囊裂口内睾丸脱出或白膜破裂，往往伴有活动性出血；医源性睾丸或附睾穿刺取精后并发的阴囊血肿，超声下可见睾丸或附睾内的低回声区，并伴有阴囊内低回声区，睾丸和附睾的被膜连续性未见明显中断。特殊类型的阴囊血肿可能合并内科疾病、重度精索静脉曲张等疾病。

五、治疗

（一）门急诊处理

单纯性阴囊挫伤和不伴有睾丸破裂的闭合性阴囊血肿绝大多数可以通过绝对卧床休息、局部冷敷、压迫止血、抗生素预防感染等保守治疗逐渐吸收，无需住院手术，对于较大的阴囊血肿可进行留观处理，一旦血肿继续增大，需紧急进行手术探查。生殖中心的睾丸或附睾穿刺取精操作并发的阴囊血肿往往睾丸、附睾的被膜破裂不明显，亦可归于此类。

（二）急症入院处理

　　睾丸破裂或碎裂及开放性外伤引起的阴囊血肿需以急症入院手术处理，早期手术探查可明显降低睾丸切除率，防止睾丸萎缩，争取清创后一期闭合伤口，清创时要尽可能保留睾丸组织。只有粉碎性的睾丸破裂，经过尝试无法保留睾丸，且对侧睾丸完好时才考虑行患侧睾丸切除。闭合性阴囊血肿保守治疗过程中，血肿继续增大时，则需要急诊行手术探查。临床上，多数学者主张对于阴囊血肿较大的患者进行早期手术探查，可有效降低睾丸切除率及感染发生率，同时防止睾丸萎缩和男性不育症的发生。

参考文献

[1] Wray AA, Khetarpal S. Balanitis[M]. Treasure Island (FL): StatPearls Publishing, 2019.

[2] Morris BJ, Krieger JN. Penile Inflammatory Skin Disorders and the Preventive Role of Circumcision[J]. Int J Prev Med, 2017, 4(8): 32.

[3] Edwards SK, Bunker CB, Ziller F, et al. 2013 European guideline for the management of balanoposthitis[J]. Int J STD AIDS, 2014, 25(9): 615-626.

[4] Lisboa C, Ferreira A, Resende C, et al. Infectious balanoposthitis: management, clinical and laboratory features[J]. Int. J. Dermatol, 2009, 48(2): 121-124.

[5] Morris BJ, Krieger JN, Klausner JD. CDC's Male Circumcision Recommendations Represent a Key Public Health Measure[J]. Glob Health SciPract, 2017, 5(1, 24): 15-27.

[6] Jeff A Wieder. 泌尿外科学手册[M]. 4版. 郭红骞, 庄立岩, 译. 北京: 中国协和医科大学出版社, 2014.

[7] 李桂民, 谷振祥, 刘晓华. 急症泌尿外科[M]. 天津: 天津科学技术出版社, 2009.

[8] 包振宇, 邹先彪. 解读欧洲龟头包皮炎指南[J]. 实用皮肤病学杂志, 2015, 8(6): 435-437.

[9] 赵景良. 包皮系带撕裂伤治疗20例分析[J]. 中国误诊学杂志, 2008, 8(10): 2464-2465.

[10] 郁兆存, 郑哲明, 邢发枢, 等. 性行为致包皮系带撕裂伤36例诊治分析[J]. 当代医学, 2011, 17(2): 82.

[11] 吴志坚, 江军. 包皮系带撕裂伤24例报告[J]. 中华男科学, 2003, 9(5): 395-395.

[12] 姚志胜. 手法复位术治疗早期包皮嵌顿27例[J]. 中国乡村医药, 2008, 15

(7):23-24.

[13] 罗智忠.包皮嵌顿的穿刺后手法复位初探[J].中国临床新医学,2010,03(3):275-276.

[14] Horner P,Blee K,O Mahony C,et al.UK National Guideline on the management of nongonococcal urethritis[J].Int J STD AIDS,2016,27(2):85-96.

[15] 陈孝平,汪建平,赵继宗.外科学[M].9版.北京:人民卫生出版社,2018,539-540.

[16] 姜辉,邓春华.中国男科疾病诊断治疗指南与专家共识(2016版)[M].北京:人民卫生出版社,2017,108-113.

[17] 张学军,郑捷.皮肤性病学[M].9版.北京:人民卫生出版社,2018,217-220.

[18] Deguchi T.Proposed treatment strategies for non-gonococcal urethritis[J].Lancet Infect Dis,2017,17(11):1121-1122.

[19] Cek M,Sturdza L,Pilatz A.Acute and Chronic Epididymitis[J].European Urology Supplements,2017,16(4):124-131.

[20] Silva EJR,RibeiroCM,Mirim AFM,et al.Lipopolysaccharide and lipotheicoic acid differentially modulate epididymal cytokine and chemokine profiles and sperm parameters in experimental acute epididymitis[J].Sci Rep,2018,8(1):103.

[21] Pilatz A,Hossain H,Kaiser R,et al.Acute epididymitis revisited:impact of molecular diagnostics on etiology and contemporary guideline recommendations[J].Eur Urol,2015,68(3):428-435.

[22] 杨为民.阴囊及其内容物疾病外科学[J].解放军医学杂志,2009(2):208.

[23] 张涛,金讯波.急性睾丸炎的诊治[J].中国临床医生,2010,38(3):3-6.

[24] 谭黎明.彩色多普勒超声诊断睾丸疾病分析[J].中国超声诊断杂志,2004,5(7):540-541.

[25] 张金哲,潘少川,黄澄如.实用小儿外科学[M].杭州:浙江科学技术出版社,2003.

[26] 吴荣德,于启海,季海萍,等.儿童睾丸附件扭转的保守治疗指征[J].中华小

儿外科杂志,2001,(2):98-100.

[27] Claeys E,Schockaert O.A funny case of Funiculitis[J].Acta Clin Belg,2019:1-4.

[28] Chan PT,Schlegel PN.Inflammatory conditions of the male excurrent ductal system.Part II[J].J Androl,2002,23(4):461-469.

[29] Bissada NK,Redman JF.Unusual masses in the spermatic cord:report of six cases and review of the literature[J].South Med J,1976,69:1410-1412.

[30] Ryan SP,Harte PJ.Suppurative inflammation of vas deferens:an unusual groin mass[J].Urology,1988,31:245-246.

[31] 曹明奎,许琛,邓健,等.输尿管镜下气压弹道碎石术治疗小儿尿道结石14例报告[J].临床泌尿外科杂志,2007,22(6):431-431,439.

[32] 王建卫,李鼎,苗晓林,等.尿道狭窄合并尿道结石治疗中经输尿管镜钬激光术应用的效果[J].中国急救医学,2017,37(z1):218-219.

[33] 叶章群,邓耀良.泌尿系结石[M].北京:人民卫生出版社,2003.

[34] 那彦群,叶章群,孙颖浩,等.中国泌尿外科疾病诊疗指南[M].北京:人民卫生出版社,2014.

[35] 谢敏凯,郑大超,刘冲,等.选择性动脉栓塞治疗动脉性阴茎异常勃起(5例报告)[J].中华男科学杂志,2018,24(01):59-61.

[36] 郑卫,方冬,辛钟成,等.阴茎异常勃起的临床诊断与治疗进展[J].中国男科学杂志,2014,(8):58-61.

[37] Markus H.泌尿外科急症[M].何志嵩,李学松,译.北京:人民卫生出版社,2010.

[38] 宫大鑫.阴茎异常勃起的诊断和治疗[J].中国临床医生,2012,40(09):21-23.

[39] 刘保兴,辛钟成,郭应禄.阴茎异常勃起诊断与治疗[J].中国男科学杂志,2007(04):62-64.

[40] Anele UA,Le BV,Resar LM,et al.How I treat priapism[J].Blood,2015,125(23):3551-3558.

[41] 吴旻,董业浩,平萍,等.阴茎异常勃起的诊断及外科处理[J].中国男科学杂志,2013(1):48-50.

[42] 杨登科,陈书奎.实用泌尿生殖外科疾病诊疗学[M].北京:人民军医出版社,2015:654-659.

[43] Salonia A,Eardley I,Giuliano F,et al.European Association of Urology guidelines on priapism[J].Eur Urol,2014,65:480-489.

[44] Montague DK,Jarow J,Broderick GA,et al.American Urological Association guideline on the management of priapism[J].J Urol,2003,170:1318-1324.

[45] Bullock N,Steggall M,Brown G.Emergency Management of Priapism in the United Kingdom:A Survey of Current Practice[J].J Sex Med,2018,15:476-479.

[46] 王晓峰,朱积川,邓春华.中国男科疾病诊断治疗指南(2013版)[M].北京:人民卫生出版社,2013.

[47] Martin AD,Rshuton HG.The prevalence of bell clapper anomaly in the solitary testis in cases of prior perinatal torsion[J].The Journal of urology,2014,191(5 Suppl):1573-1577.

[48] Sessions AE,Rabinotitz R,Hulbert WC,et al.Testicular torsion:direction,degree,duration and disinformation[J].The Journal of urology,2003,169(2):663-665.

[49] Yang C,Song B,Liu X,et al.Acute scrotum in children:an 18-year retrospective study[J].Pediatric emergency care,2011,27(4):270-274.

[50] Bandarkar AN,Blask AR.Testicular torsion with preserved flow:key sonographic features and value-added approach to diagnosis[J].Pediatric radiology,2018,48(5):735-744.

[51] Samson P,Hartman C,Palmerola R,et al.Ultrasonographic Assessment of Testicular Viability Using Heterogeneity Levels in Torsed Testicles[J].The Journal of urology,2017,197(3 Pt 2):925-930.

[52] Arda IS,Ozysylali I.Testicular tissue bleeding as an indicator of gonadal salvageability in testicular torsion surgery[J].BJU international,2001,87(1):89-92.

[53] 朱江,李颖毅,张辉.局部亚低温联合糖皮质激素对急性睾丸扭转复位后睾

丸抗氧化能力与精子活力的影响[J].中国性科学,2016,25(8):16-19.

[54] Shimizu S,Tsounapi P,Dimitriadis F,et al.Testicular torsion-detorsion and potential therapeutic treatments:A possible role for ischemic postconditioning[J].International journal of urology,2016,23(6):454-463.

[55] Roberts RO,Lieber MM,Rhodes T,et al.Prevalence of a physician-assigned diagnosis of prostatitis:The Olmsted County study of urinary symptoms and health status among men[J].Urology.1998,51(4):578-584.

[56] Timothy JC,Daniel MD.Acute Bacterial Prostatitis:Diagnosis and Management[J].American Family Physician,2016,93(2):114-120.

[57] Etienne M,Chavanet P,Sibert L,et al.Acute bacterial prostatitis:heterogeneity in diagnostic criteria and management.Retrospective multicentric analysis of 371 patients diagnosed with acute [J].BMC Infect Dis,2008, 8:12.

[58] Kim SH,Ha US,Yoon BI,et al.Microbiological and clinical characteristics in acute bacterial prostatitis according to lower urinary tract manipulation procedure[J].J Infect Chemother,2014,20(1):38-42.

[59] Lipsky BA,Byren I,Hoey CT.Treatment of bacterial prostatitis[J].Clin Infect Dis,2010,50(12):1641-1652.

[60] BredeCM,Shoskes DA.The etiology and management of acute prostatitis [J].Nat Rev Urol,2011,8(4):207-212.

[61] Ludwig M.Diagnosis and therapy of acute prostatitis,epididymitis and orchitis[J].Andrologia,2008,40(2):76-80.

[62] Touma NJ,Nickel JC.Prostatitis and chronic pelvic pain syndrome in men [J].Med Clin North Am,2011,95(1):75-86.

[63] Sharp VJ,Takacs EB,Powell CR.Prostatitis:diagnosis and treatment[J]. Am Fam Physician,2010,82(4):397-406.

[64] Abass-Shereef J,Kovacs M,Simon EL.Fournier′s Gangrene Masking as Perineal and Scrotal Cellulitis[J].The American journal of emergency medicine,2018,36(9) 1719:e1711-1719,e1712.

[65]　王和.男科感染病学[M].北京:科学出版社,2011:362-368.

[66]　张新男,杨国胜.男性外生殖器疾病[M].北京:人民卫生出版社,2008:193-194.

[67]　赵玉沛,陈肖平.外科学[M].北京:人民卫生出版社,2015:156-157.

[68]　郭彬,苗淼,孔垂泽.特发性阴囊坏疽的诊治分析[J].中国医师进修杂志,2010,33(20):60-61.

[69]　Bhatnagar AM,Mohite PN,Suthar M.Fournier's gangrene:a review of 110 cases for aetiology,predisposing conditions,microorganisms,and modalities for coverage of necrosed scrotum with bare testes[J].2008,121(1275):46-56.

[70]　龚以榜,吴雄飞.阴茎阴囊外科[M].北京:人民卫生出版社,2009,226-230.

[71]　张栩亮,权伟合,梁志恒,等.特发性阴囊坏疽诊治报告(附5例报告)[J].临床泌尿外科杂志,2011,26(10):775-776.

[72]　Burnett AL.Surgical Management of Ischemic Priapism[J].J Sex Med,2012,9(1):114-120.

[73]　王少刚.现代微创泌尿外科学[M].北京:人民卫生出版社,2018.

[74]　刘春晓,徐啊白,邹勇.经尿道前列腺解剖性剜除术(附光盘)[J].现代泌尿外科杂志,2014,19(8):495-498.

[75]　Ou YC,Yang CK,Chang KS,et al.Prevention and Management of Complications During Robotic-assisted Laparoscopic Radical Prostatectomy Following Comprehensive Planning:A Large Series Involving a Single Surgeon[J].Anticancer Res,2016,36(4):1991-1998.

[76]　Ierardi AM,Jannone ML,Brambillasca PM,et al.Bleeding after prostatectomy:endovascular management[J].Gland Surg,2019,8(2):108-114.

[77]　Ploussard G,Briganti A,de la Taille A,et al.Pelvic lymph node dissection during robot-assisted radical prostatectomy:efficacy,limitations,and complications-a systematic review of the literature[J].Eur Urol,2014,65(1):7-16.

[78]　Gonzalgo ML,Chan DY.Endoscopic basket extraction of a urethral foreign body[J].Urology,2003,62:352.

［79］ Mannan A,Anwar S,Qayyum A,et al.Foreign bodies in the urinary bladder and their management：A Pakistani experience[J].Singapore Med J,2011,52：24-28.

［80］ Rahman NU,Elliott SP,McAninch JW.Self-inflicted male urethral foreign body insertion：Endoscopic management and complications[J].BJU Int,2004,94：1051-3.

［81］ Noh J,Kang TW,Heo T,et al.Penile strangulation treated themodified string method[J].Urology,2004,64(3)：591.

［82］ 江山,许海斌,于德新.金属异物嵌顿所致阴茎绞窄的治疗[J].临床泌尿外科杂志,2002,17(9)：497-497.

［83］ 管永俊,石洪波,张雪军,等.阴茎环状异物嵌顿至阴茎绞窄的诊治[J].国际泌尿外科杂志,2018,38(5)：835-836.

［84］ Abd El Salam MA,Gamal A,Elenany H.Bone Cutting Forceps：A Safe Approach for Saving Strangulated Penis [J].Case Rep Med,2016,2016：1274124.

［85］ Perabo FG,Steiner G,Albers P,et al.Treatment of penile strangulation caused by constricting devices [J].Urology,2002,59(1)：137.

［86］ Noh J,Kang TW,Heo T,et al.Penile strangulation treated with the modified string method [J].Urology,2004,64(3)：591.

［87］ 李宏军,黄宇烽[编].实用男科学[M].2 版.北京：科学出版社,2015,224-227.

［88］ 杜靓,朱再生.阴茎折断合并尿道损伤的临床诊断及急诊治疗[J].中国性学,2015,24(11)：23-25.

［89］ 茅原申,花豹,潘惟昕,等.阴茎白膜破裂修补术切口选择的探讨[J].中华男科学杂志,2018,24(4)：331-334.

［90］ 宋永胜,张墨,卜仁戈,等.阴茎折断手术与保守治疗对勃起功能影响的长期观察[J].中华男科学杂志,2011,17(11)：1033-1035.

［91］ Koifman L,Barros R,Júnior RA,et al.Penile fracture：diagnosis,treatment and outcomes of 150 patients[J].Urology,2010,76(6)：1488-1492.

［92］ EI-Assmy A,El-Tholoth HS,Abou-El-Ghar ME,et al.Risk factors of erectile dysfunction and penile vascular changes after surgical repair of penile fracture[J].Int J Impot Res,2012,24(1):20-25.

[93] Metzler IS,Reed-Maldonado AB,Lue TF.Suspected penile fracture:to operate or not to operate? [J].Transl Androl Urol,2017,6(5):981-986.

[94] 鲁卫辉,江专新,沈明,等.阴茎完全离断显微再植成功4例报告并文献复习[J].临床泌尿外科杂志,2018,33(11):912-914.

[95] Fujiki M,Ozaki M,Kai A,et al.Successful second microsurgical replantation for amputated penis[J].Plast Reconstr Surg Glob Open,2017,5(9):e1512.

[96] 吕嘉,王海龙.阴茎完全离断显微再植的急诊手术治疗[J].中国性科学,2017,26(1):24-26.

[97] Djordjevic ML,Bumbasirevic MZ,Krstic Z,et al.Severe penile injuries in children and adolescents:reconstruction modalities and outcomes[J].Urology,2014,83(2):465-470.

[98] 宋鲁杰,傅强.尿道损伤诊疗安全共识[J].现代泌尿外科志,2019,03:178-184.

[99] Matthew JC,Joshua M.Emergency Diagnosis and Management of Genitourinary Trauma[J].Emergency Medicine Clinics of North America,2019,37(4):611-635.

[100] 王剑,张兰林,卢润广.输尿管镜下尿道会师术治疗尿道断裂伤[J].现代泌尿外科杂志,2013,01:69-70.

[101] Keith B,Luis HB,et al.Primary Realignment vs Suprapubic Cystostomy for the Management of Pelvic Fracture-associated Urethral Injuries:A Systematic Review and Meta-analysis[J].Urology,2014,83(4):924-929.

[102] 金晓武,凡金虎,吴峰,等.输尿管镜与开放尿道会师术治疗尿道损伤临床对比研究[J].临床泌尿外科杂志,2016,3:281-282.

[103] Deurdulian C,Mittelstaedt CA,Chong WK,et al.US of acute scrotal trauma:optimal technique,imaging findings,and management [J].Radiographics:a review publication of the Radiological Society of North America,Inc,2007,27(2):357-369.

[104] Wang Z，Yang JR，Huang YM，et al. Diagnosis and management of testicular rupture after blunt scrotal trauma：a literature review [J].International urology and nephrology,2016,48(12)：1967-1976.

[105] Wang A,Stormont I,Siddiqui MM.A Review of Imaging Modalities Used in the Diagnosis and Management of Scrotal Trauma [J].Current urology reports,2017,18(12)：98.

[106] Starmer BZ,Baird A,Lucky MA.Considerations in fertility preservation in cases of testicular trauma [J].BJU international,2018,121(3)：466-471.

[107] Hayon S，Michael J，Coward RM. The modern testicular prosthesis：patient selection and counseling，surgical technique，and outcomes [J]. Asian journal of andrology,2020,22(1),64-69.

[108] Lucky M,Brown G,Dorkin T,et al.British Association of Urological Surgeons（BAUS）consensus document for the management of male genital emergencies—testicular trauma.[J].BJU Int,2018,121(6):840-844.

[109] Addas F，Yan S，Hadjipavlou M，et al.Testicular Rupture or Testicular Fracture? A Case Report and Literature Review[J].Case Rep Urol,2018,2018:1323780.

[110] 徐衍盛,李峰永,关维民,等.自体中厚皮片游离移植治疗阴茎、阴囊皮肤撕脱伤[J].现代泌尿外科杂志,2012,17(02):162-164.

[111] 郭应禄,夏术阶,吕福泰,等.郭应禄男科学[M].北京:人民卫生出版社,2019.

[112] Patino G,Zheng MY,Breyer BN,et al.Skin Grafting Applications in Urology[J].Rev Urol,2019,21(1)：8-14.

[113] 郭应禄,胡礼泉.男科学[M].北京:人民卫生出版社,2004,1582-1585.

[114] 吴阶平.吴阶平泌尿外科学[M].济南:山东科学技术出版社,2004,1955-1958.

[115] 王雯,南勋义,刘晓妮.外伤致巨大阴囊血肿的综合治疗20例报告[J].西南国防医药,2013,23(01):72-73.

[116] Alan JW,Louis RK,Alan WP,et al.坎贝尔-沃尔什泌尿外科学[M].11版.夏术阶,纪志刚,译.郑州:河南科学技术出版社,2020.